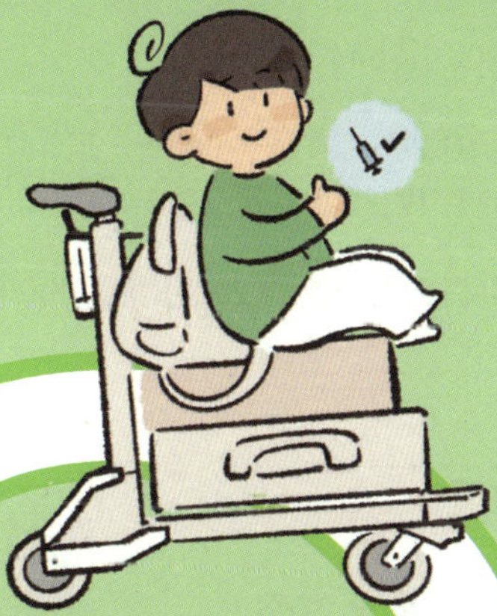

北京疾控提醒您

家庭健康

疫苗接种全攻略

北京市疾病预防控制中心 编著 王凌云 申婧 主编

北京出版集团
北京出版社

图书在版编目（CIP）数据

家庭健康疫苗接种全攻略 / 北京市疾病预防控制中心编著 ； 王凌云，申婧主编. — 北京： 北京出版社，2024. 4

（北京疾控提醒您）

ISBN 978-7-200-18644-4

Ⅰ. ①家… Ⅱ. ①北… ②王… ③申… Ⅲ. ①疫苗 — 预防接种 — 普及读物 Ⅳ. ①R186-49

中国国家版本馆CIP数据核字（2024）第070003号

北京疾控提醒您

家庭健康疫苗接种全攻略

JIATING JIANKANG YIMIAO JIEZHONG QUAN GONGLÜE

北京市疾病预防控制中心　编著

王凌云　申婧　主编

出　版　北京出版集团

　　　　北 京 出 版 社

地　址　北京北三环中路6号

邮　编　100120

网　址　www.bph.com.cn

总发行　北京出版集团

经　销　新华书店

印　刷　北京瑞禾彩色印刷有限公司

版印次　2024年4月第1版　　2024年4月第1次印刷

开　本　710毫米×1000毫米　1/16

印　张　10

字　数　105千字

书　号　ISBN 978-7-200-18644-4

定　价　68.00元

如有印装质量问题，由本社负责调换

质量监督电话：010－58572393

主编

王凌云　　申　婧

副主编

索罗丹　　纪文艳

编委（编委按姓氏拼音排序）

胡　静	纪文艳	李　娟	李晓梅
刘　超	吕　敏	苗　良	潘静彬
申　婧	索罗丹	王　怀	王凌云
许　琰	杨　丹	虞　睿	袁千里
张朱佳子	赵　丹	赵　慧	周　涛

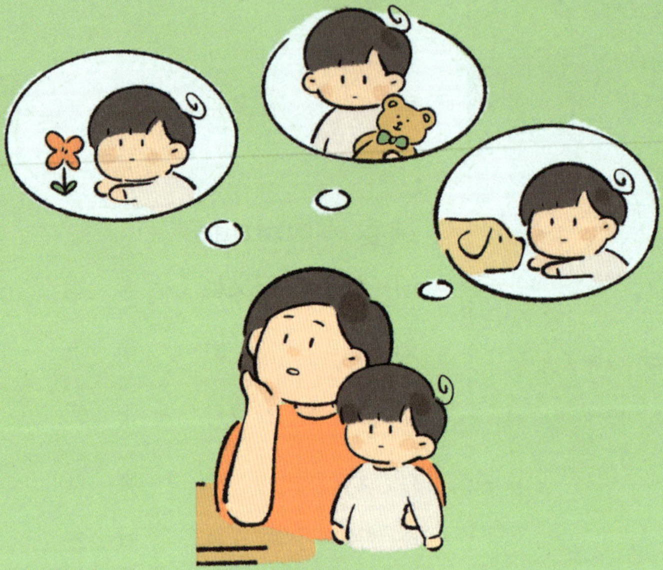

前言

进入新时代，健康已经成为大众关心的重大民生福祉问题，预防是最经济、最有效的健康策略，健康宣传教育是重要手段，也是疾病预防控制中心重点工作之一。我们以公众健康需求为导向，传播科学的健康知识，全力提升公众的健康意识与素养。

北京市疾病预防控制中心公众号是传播健康知识的重要媒介之一，多年来积累了大量专家资源和健康知识。作为专业团队，我们希望这些优质的科普资源和知识能通过不同形式、不同媒介走进更多的家庭，为大众家庭健康管理提供科学的支撑和引导。

本书是“北京疾控提醒您”系列图书的第二册，主要以“疫苗接种”为主题，北京市疾病预防控制中心的专家们通过问答形式将家庭中常见的预防接种问题进行科学、系统、细致的解读。全书分为疫苗的基础知识、疫苗的接种、疫苗与其可预防的传染病三大篇章，共筛选40余个高频问题，涉及疫苗免疫程序、注意事项，以及百白破疫苗、流脑疫苗、流感疫苗等接种知识，专家将简单的语言和一些图解化的内容融合，让家庭了解预防接种的必要性和重要性，同时我们也在积极推广宣传，努力提高大众防病意识，以带动全民健康管理意识的提升。

北京市疾病预防控制中心公众号和本次的图书编辑工作得到了国家专业技术部门和北京市卫生健康委员会的大力支持，由于编写人员水平有限，书中疏漏在所难免，欢迎广大读者和专业人员批评指正，以便我们在将来的再版中加以修改和完善。

编委会

2024年3月17日

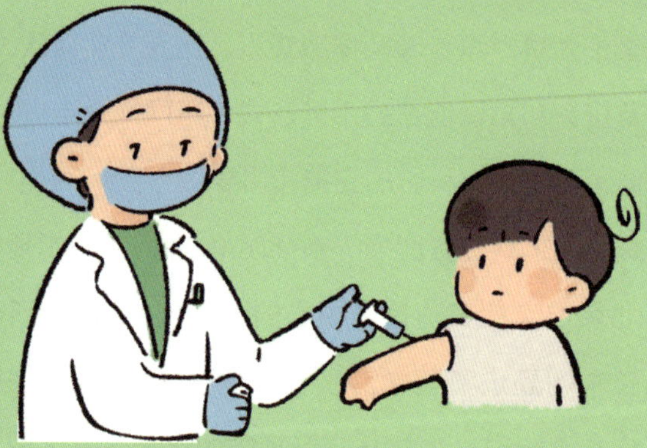

目录

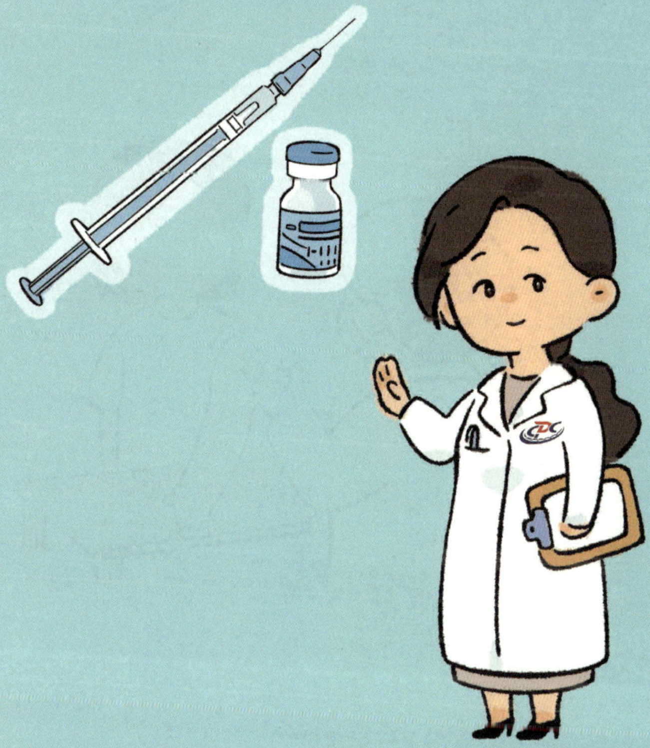

VACCINATION

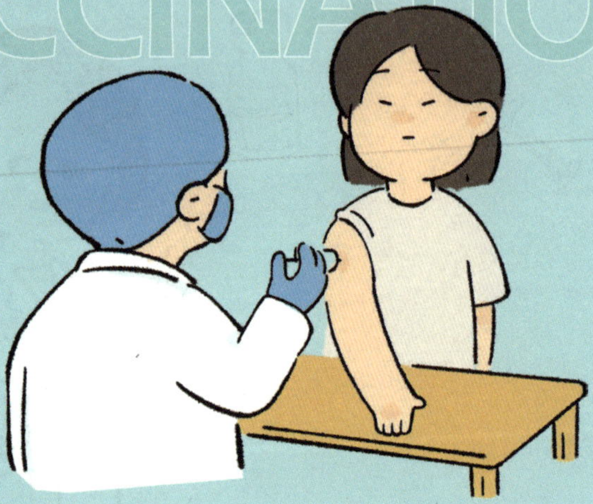

第一章

疫苗的基础知识

Q1 疫苗的问世、发展知多少？

北京疾控提醒您

疫苗，是指为了预防、控制疾病的发生、流行，用于人体预防接种的预防性生物制品。接种疫苗是预防传染病最经济、最有效的手段。

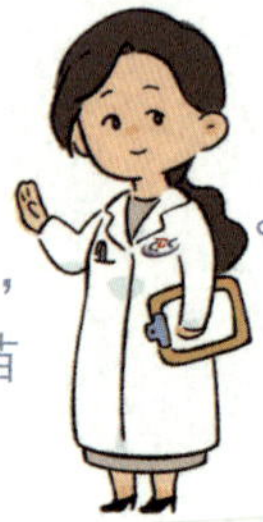

从某种角度来看，人类繁衍生息的历史就是人类不断同疾病，特别是传染病（俗称“瘟疫”），做斗争的历史。在这场斗争中，疫苗是人类拥有的最有力的武器。

1 疫苗的问世

据古书记载，古代常常有天花、鼠疫、结核病、炭疽和霍乱等瘟疫的暴发与流行，“千村薜荔人遗矢，万户萧疏鬼唱歌”的凄凉景象随处可见。可以说，那时候传染病给人类带来的危害不亚于战争或自然灾害，人们往往“谈瘟色变”。

疫苗的出现是人类发展史上一件具有里程碑意义的事件。18 世纪，英国医师琴纳经观察证实患过牛痘的挤奶工不再患天花，便在健康的人身上进行实验并获得成功，从而发明了牛痘疫苗。牛痘疫苗安全、可靠，一经问世，很快便在全世界广泛使用，人类彻底战胜了被威胁了几百年的天花病毒。这开创了人类使用疫苗抗击疾病的先河，成了人类医学历史的传奇。

2 疫苗的发展

在牛痘疫苗问世后的200多年里，“疫苗家族”不断发展壮大，目前已经研制出的预防30多种传染病的多种疫苗，正在被广泛应用。

● 什么是疫苗

疫苗是将病原微生物及其代谢产物，经过灭活、人工减毒或利用转基因等方法制成的用于预防传染病的自动免疫制剂。《中华人民共和国疫苗管理法》中对疫苗的定义是：疫苗指为预防、控制疾病的发生、流行，用于人体免疫接种的预防性生物制品，包括免疫规划疫苗和非免疫规划疫苗。

● 疫苗的种类

常见的疫苗有灭活疫苗、减毒活疫苗、重组蛋白疫苗、 载体疫苗和核酸疫苗。

+ **灭活疫苗** 制造工艺简单，性质比较稳定，易于保存和运输，但产生的免疫效果维持时间短，需要多次注射。
+ **减毒活疫苗** 弱毒或无毒，在人体内作用时间长，所需接种的次数少，能使人获得比较牢固的免疫力。其缺点是可能形成潜在感染或传播，性质相对不稳定，也不易于保存和运输。

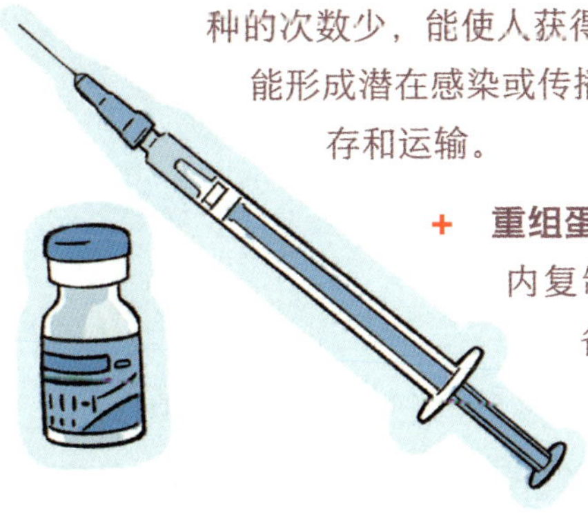

+ **重组蛋白疫苗** 成分单纯，且不能在体内复制，对宿主没有致病的风险，具备安全性和稳定性。重组蛋白疫苗诱导的免疫反应强度可能较弱，通常需要多次接

种。与传统疫苗类似，目前重组蛋白疫苗工艺安全、成熟，可实现规模化生产。

+ **载体疫苗** 将减毒活病毒、减毒活细菌作为载体，植入目标基因片段后，再作为疫苗注射进人体，使人体产生抗体的疫苗。其具有接种次数少、生产成本低、稳定性好的优点，但对载体微生物的种类有限制。

+ **核酸疫苗** 将抗原基因(DNA 或 RNA)定向导入机体细胞，使其表达相应抗原，从而使机体能获得对该抗原蛋白产生免疫应答的疫苗。

接种疫苗需要注意什么

现在，无论是从疫苗的生产工艺、监管力度来看，还是从疫苗的储存条件、运输条件和接种人员的管理与服务水平来看，疫苗质量和服务质量均显著提高，疫苗接种比以往任何时候都安全。但是为了避免疫苗接种后可能出现的不良反应，特别需要注意疫苗说明书中的接种禁忌，如对疫苗成分过敏者禁用，急性发热、急性感染、慢性疾病急性发作的病人须待病愈后接种等。在接种时，受种者或其监护人需要及时向接种医生告知受种者的身体健康状况，在医生建议下完成接种。

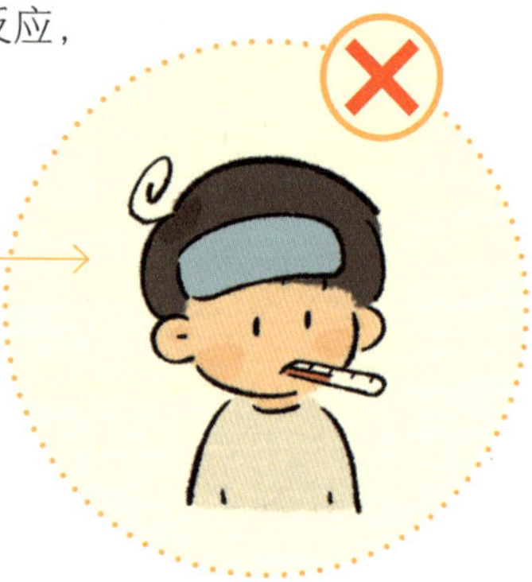

3 疫苗的伟大成就

疫苗在保护人类健康方面取得了举世瞩目的成绩。

首先，正是牛痘疫苗的广泛应用，1979 年经世界卫生组织确认，全球天花被消灭了，人们不再受烈性传染病天花的危害，同时开始停止接种牛痘疫苗。随后，通过接种脊髓灰质炎疫苗，全球累计约有500万人免于瘫痪，脊髓灰质炎病例数从1988年的约35万例下降到2023年的12例，脊髓灰质炎野病毒流行的国家也从125个减少到2023年的2个。2000年10月世界卫生组织西太平洋地区宣布成为无脊髓灰质炎区域，这标志着我国已达到无脊灰目标，正式进入无脊灰状态。与此同时，其他传染病，如麻疹、百日咳、白喉、结核病等的发病率也因广泛接种疫苗而大幅度降低。

面对威胁着人类健康的多种传统和新发传染病，疫苗仍有着广阔的应用空间。随着新技术的不断出现，国家经济的发展，以及国家免疫规划的实施等，更多新疫苗不断地被开发与应用，会更好地为人类健康保驾护航。

温馨提示

只要是国家批准上市或纳入紧急使用的疫苗，其安全性和有效性都已经得到了国家药品监督管理局的审批与签发，人们就可以放心接种。

Q2 疫苗从哪里来？到哪里去？

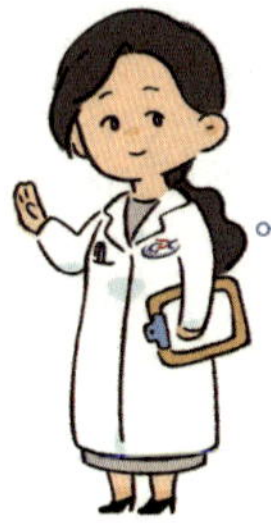

北京疾控提醒您

北京市为了满足不同人群的疫苗接种需要，在常规接种门诊的基础上，又开设了多种其他类型的接种门诊，如产科接种门诊、狂犬病预防接种门诊、卡介苗接种门诊、成人接种门诊及其他门诊。市民可以根据需要选择门诊接种疫苗。各类门诊的具体信息可以在各级卫生健康委员会或疾病预防控制中心的官网或疫苗接种服务 App 查询。

1 疫苗接种单位应具备哪些条件

《中华人民共和国疫苗管理法》第四十四条明确规定，接种单位应当具备下列条件。

- 取得医疗机构执业许可证。
- 具有经过县级人民政府卫生健康主管部门组织的预防接种专业培训并考核合格的医师、护士或者乡村医生。
- 具有符合疫苗储存、运输管理规范的冷藏设施、设备和冷藏保管制度。

县级以上地方人民政府卫生健康主管部门指定符合条件的医疗机构承担责任区域内免疫规划疫苗接种工作。符合条件的医疗机构可以承担非免疫规划疫苗接种工作，并应当报颁发其医疗机构执业许可证的卫生健康主管部门备案。

因此，只要符合以上条件并通过县级以上地方人民政府卫生健康主管部门审批的医疗机构，均可承担预防接种工作。任何一位家长都可以通过当地的卫生健康委员会或疾病预防控制中心的官网或疫苗接种服务 App 查询，获得就近的接种单位信息。

2 疫苗如何从生产企业运输到接种单位

《中华人民共和国疫苗管理法》对疫苗的计划、采购、供应都有明确规定。所有接种单位使用的疫苗均由疾病预防控制机构按规定供应，所有疫苗配送过程均符合冷链储存和运输的条件，以确保疫苗安全、有效。

因此，接种单位所用的疫苗（包括进口疫苗），无论是免疫规划疫苗，还是非免疫规划疫苗，均是通过指定部门集中采购并按规定配送的疫苗。疫苗流通呈单一渠道的闭合式管理，每个环节均在严格的温度监测和监管下进行，可以放心进行接种。

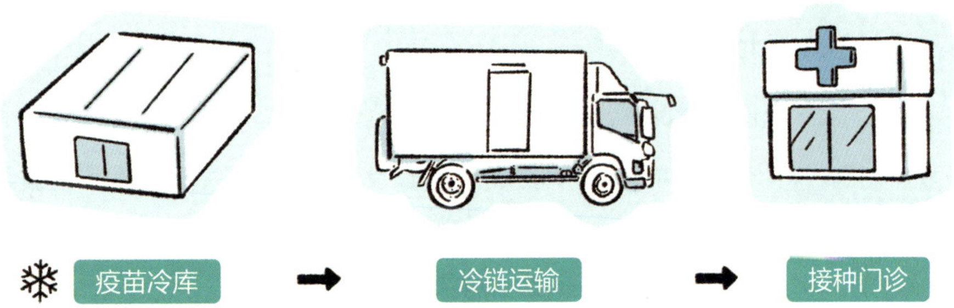

Q3 疫苗预防传染病的几个免疫学小知识，您知道吗？

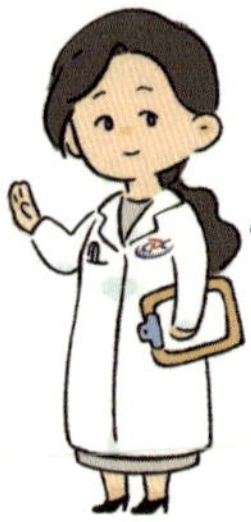

北京疾控提醒您

在自然界中，五花八门、层出不穷的病原体往往是人类健康的最大威胁。科学家已模拟出病原体的致病过程，研制出了一种既可以刺激人体产生免疫作用，又不致病的“生物武器”——疫苗。疫苗通过免疫系统发挥预防传染病的作用，免疫系统则通过接种疫苗提高预防传染病的能力，保护人类的健康。

免疫是人体重要的生理功能，免疫系统是如何“免除疫病”的？疫苗是如何预防传染病的？这些疫苗预防传染病的免疫学小知识有必要了解一下。

1 免疫系统承担着保卫人体免受病原体侵害的任务

正常情况下，免疫系统会先识别非机体正常物质（专业上称之为“非己抗原”），随后产生排斥反应将其杀灭直至清除，这就是免疫反应。如果身体免疫应答能力弱，各种病原体就不能被及时杀灭和清除，随后会引发各类疾病。反之，如果身体免疫应答能力超强，会导致超敏反应性疾病，即俗称的“过敏性疾病”，也会对身体造成危害。因此，只有身体保持正常的免疫应答，才会维持生理平衡，发挥稳定的免疫保护作用。

为了实现保护身体健康的重任，免疫系统具备三大功能：免疫监视功能、免疫应答功能和免疫记忆功能。

● 免疫监视功能

免疫监视功能即人体可通过巨噬细胞、中性粒细胞、自然杀伤细胞等固有性免疫应答细胞，来识别细菌、病毒等“非己抗原”。这类“巡逻警察”的“作战”特点是识别非机体正常物质的能力强、反应迅速，在病原体侵入早期，就会发挥免疫防御作用。

● 免疫应答功能

免疫应答功能主要是由淋巴细胞参与，是T细胞和B细胞等适应性免疫应答细胞，通过识别抗原，经细胞活化和克隆后产生抗体，来杀伤病原体的。这类“特种部队”的“作战”特点是比固有性免疫应答细胞产生较晚，通常在感染后5~7天才能起作用，但作用特异而有力。

● 免疫记忆功能

在免疫应答过程中，部分细胞会分化成记忆细胞，具有免疫记忆功能。当再次感染同样的病原体时，人体会迅速产生大量抗体，发挥着杀灭、清除作用。

2 疫苗可诱导人体进行免疫应答，产生抗体，形成记忆细胞，预防相应的传染病

疫苗作为一种具有相应传染病病原体的“体貌特征”（专业上称之为“抗原成分”），又无该病原体的致病能力或致病能力大大降低的“非己抗原”，会使“特种部队”形成免疫记忆，当真正的病原体侵入人体后，身体会很快发挥免疫应答作用，预防传染病，保护受种者健康。

通常情况下，接种疫苗不会导致身体生病。但如果人体免疫功能低下，不慎接种了尚存在致病能力的减毒活疫苗，则有可能患相应疾病。因此，一般不建议免疫功能低下的人群接种减毒活疫苗。在无其他生产工艺的同种疫苗可供选择的条件下，这部分特殊人群也可以通过全人群较高的疫苗接种率所产生的人群免疫屏障，而获得间接保护，这也是通过提高接种率来保护人群健康的另一重大意义。

3 预防传染病，提高免疫力是关键

我们可以通过接种疫苗进行特异性免疫，同时也要注意采取一些非特异性手段来使身体保持较高的免疫力。比如，进行积极的体育锻炼，养成良好的作息规律，保持科学、合理的膳食结构，注意个人卫生，勤开窗通风，等等。多措并举，预防为主，才能达到促进健康，预防传染病的目的。

Q4 面对多种疫苗，您需要了解哪些基础知识？

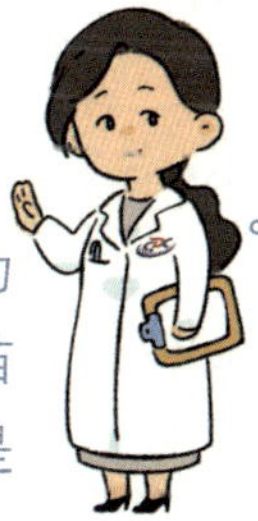

北京疾控提醒您

《中华人民共和国疫苗管理法》将疫苗分为免疫规划疫苗和非免疫规划疫苗。免疫规划疫苗是免费的，公民有义务接种；非免疫规划疫苗是公民根据自身情况知情自愿接种。

在给孩子打疫苗时，不少家长觉得进口疫苗、自费疫苗的质量和效用可能会更好一些，其实并不是这样。家长应该根据孩子自身的健康需要进行选择。

1 如何选择免疫规划疫苗和非免疫规划疫苗

关于如何选择疫苗，目前我国尚无统一标准。但根据长期的实际经验来看，家长选择疫苗时可以遵循以下几个原则。

- 优先选择免疫规划疫苗，即免费疫苗

免疫规划疫苗经过了国家免疫规划专家咨询委员会论证，有明确的科学依据，安全性和有效性很高，控制疾病的效果已被全球范围或使用疫苗的国家、地区所证实。

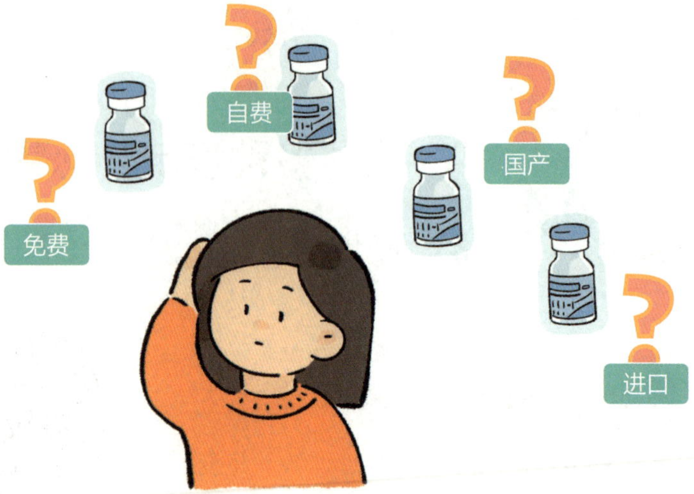

● 选择有同种预防功效的疫苗替代有接种禁忌的疫苗

在实际接种时，会遇到儿童对某一种免疫规划疫苗有接种禁忌，经医生评估后，可选择非免疫规划疫苗中具有预防同一种疾病的功效，而又不含接种禁忌的疫苗来替代。

比如，儿童正在接受免疫抑制治疗或患有免疫功能缺陷疾病时，不能接种减毒活疫苗，可以选择预防同一种疾病的灭活疫苗来替代，但也要注意其接种疫苗后的免疫效果可能会低于免疫功能正常的儿童。

● 选择国际上已纳入国家免疫规划的疫苗做补充

在我国的非免疫规划疫苗中，有一些疫苗在国际上已被许多国家纳入了免疫规划，只是考虑到国内还缺乏与这些疫苗相关疾病的流行病学基础数据、适宜经济条件和实施可行性等综合因素，现阶段尚未将其纳入我国的免疫规划中。

家长可以根据孩子的身体健康需求，选择是否接种这类疫苗，比如，水痘疫苗、肺炎球菌结合疫苗、轮状病毒减毒活疫苗等。

2 进口疫苗的质量会更好吗

进口疫苗和国产疫苗没有好坏之分，其安全性和有效性都经过人体临床试验证实，且通过国家药品监督管理局注册审批后上市的，它们都是合格的、安全有效的。

目前，我国已经建立起覆盖疫苗“研发—生产—流通—接种”全生命周期的监管体系，中国疫苗监管体系通过世界卫生组织的国家监管体系评估，已经达到了世界卫生组织的标准。我国的疫苗管理遵循中国药典标准和药品注册标准，这两个标准都具有强制性法律效力，国家药品监管部门通过药典标准升级等方式不断推动疫苗质量提升。2019 年《中华人民共和国疫苗管理法》出台，对疫苗质量又提供了强有力的保障。因此，受种者或其监护人没有必要过分追求进口疫苗，可以选择适合受种者自身需要的疫苗进行接种。

3 预防同一种疾病，不同品牌的疫苗有区别吗

预防同一种疾病，不同品牌的疫苗主要区别包括：疫苗的生产企业不同，疫苗可预防疾病的病原体的血清型数量不同，疫苗可预防疾病的病种数量不同，生产工艺不同，疫苗保护率不同，接种剂量和免疫程序不同，等等。因此，受种者或其监护人需要在全面了解疫苗信息后，根据受种者自身的情况，选择合适的疫苗接种。

4 不同企业生产的预防同一种疾病的疫苗，可以替代接种吗

疫苗生产采用的是标准化的生产流程，不同厂家生产的同一种疫苗的主要标准基本相同，但疫苗注册前的临床试验是各自独立完成的。因此，如果需要接种多剂次的疫苗，应尽可能使用同一企业生产的疫苗。

如果因为各种原因，如过敏、疫苗断货、受种者跨地域接种等，造成后续的接种不能获得同企业、同品种、同规格的疫苗时，预防接种门诊医务人员会对具体情况进行评估，确认是否可以换用不同企业、同品种、不同规格的疫苗完成后续接种，并会给受种者提出个性化的接种建议。

5 联合疫苗越来越多见，它有哪些优势

联合疫苗是指含有两个或多个活的、灭活的生物体或者提纯的抗原，由生产者联合配制而成的，用于预防多种疾病的疫苗。随着医学和生物学技术的发展，在疫苗领域的研发中，联合疫苗已成为疫苗发展的新趋势。

联合疫苗具有接种次数少，疫苗预防的疾病种类多，人群接种疫苗的依从性高及接种成本低等特点。联合疫苗可以减少接种针次，从而可以减少接种后发生不良反应的概率，同时降低接种服务成本，还可以提高疫苗接种率及补种率。

Q5 疫苗真的安全吗？

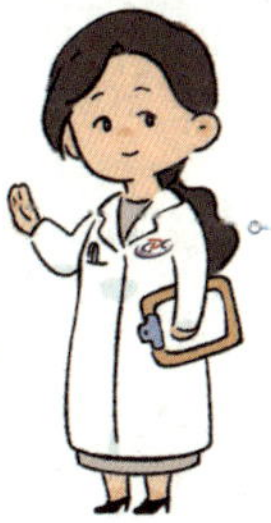

北京疾控提醒您

疫苗是安全的。一般情况下，少数人接种疫苗后可能发生较轻的不良反应，多数人在 1~2 天可自行恢复。极少数情况下，有个别人可能发生相对较严重的异常反应，需要临床就诊。

说到接种疫苗，仍然有相当多的人顾虑重重。有些人想接种疫苗，又担心安全性，同时抱有一种侥幸心理，认为即便得了传染病，也不见得会严重到哪里去，而且认为自然感染获得的免疫要比接种疫苗的效果更好。等到疾病降临，才后悔没有及时接种疫苗。

1 疫苗安全吗

有人认为疫苗就是病原微生物，或者就是杀死了的病原微生物。其实，这是个极大的误区，现代疫苗工艺早已不同于当年英国医师琴纳那个年代的了。现在的疫苗大多数都不再是完整的病原微生物，而是利用现代科技手段，把病原微生物上某个或某些能够刺激人体产生强保护作用的成分表达出来，制备成疫苗，经过严格的审批程序才能上市，不会造成感染。比如，乙肝疫苗、流感疫苗等都是这样的疫苗。

减毒活疫苗是通过人工方法，使致病病毒或细菌的毒力降至不能使人患病，又保留了可以刺激人体产生免疫应答的活性的疫苗，接种疫苗者既不会得病，又能获得针对特定疾病的免疫力。

常见的减毒活疫苗有：

+ 卡介苗
+ 脊髓灰质炎减毒活疫苗
+ 麻疹腮腺炎风疹联合减毒活疫苗
+ 水痘减毒活疫苗
+ 轮状病毒减毒活疫苗

由此可见，现代工艺下疫苗本身的安全性是完全不用担心的。

2 疫苗会有副作用吗

通常，公众所谈论的疫苗的副作用，即医学术语中的不良反应。把“异物”人为注射到体内，激发人体发生免疫应答，从科学角度来看，少数人接种后机体在产生有益反应的同时，有时也会产生与接种目的无关的不良反应。疫苗不良反应的决定因素包括疫苗本身固有的特性和受种者个体两个方面，不良反应的轻重程度与受种者的身体状态关系密切。如流感疫苗，通常约10% 的人会出现注射部位红肿等轻微反

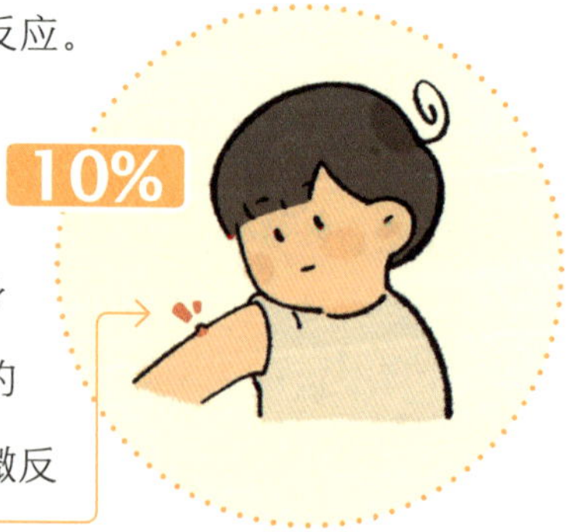

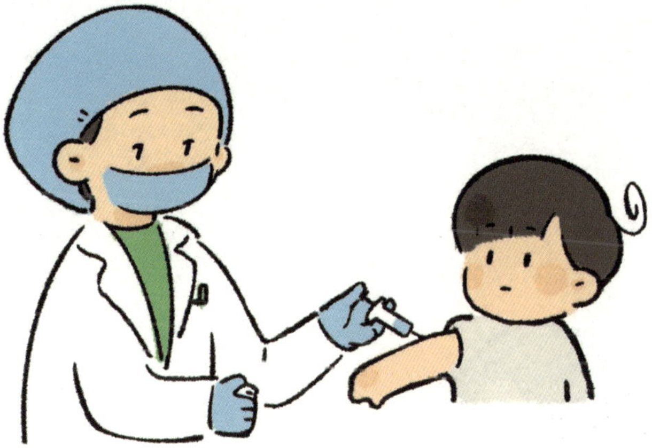

应，约1%的人会出现乏力等全身反应。这些反应通常为一过性的，不会使人体的组织器官出现不可恢复的损伤，我们常常称其为“一般反应”。这些反应往往不需处理，一般1～2天可自行恢复。对于反应较强的个体可以单纯对症治疗，如局部冷敷或热敷等。

还有一类反应受种者自己不能处理，往往需要医生干预，我们称之为“异常反应”，其发生率极低。其实，绝大多数异常反应经过治疗不会遗留永久性损害。异常反应由疫苗本身的固有特性和受种者的个体因素所引起，其发生率极低。过敏性皮疹是异常反应最常见的症状，少数人可出现血管性水肿、热性惊厥、卡介苗淋巴结炎、过敏性休克等。当发生异常反应时，受种者需要及时到正规的医院进行临床治疗，治疗后通常可痊愈。

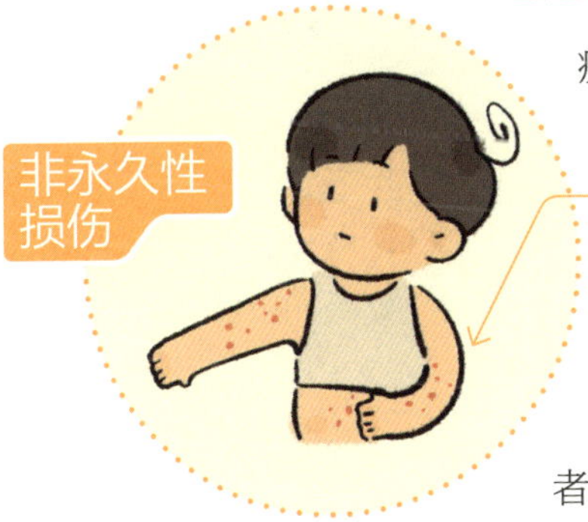

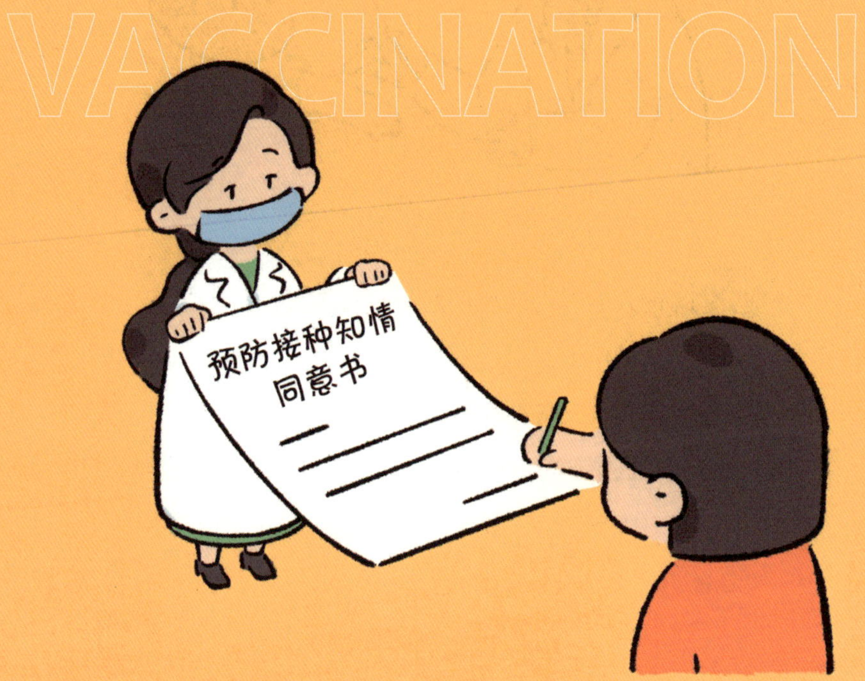
VACCINATION
预防接种知情
同意书

第二章

疫苗的接种

Q6 为什么要接种疫苗？

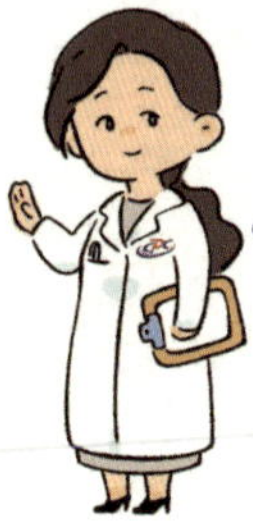

北京疾控提醒您

每个新生儿从出生第一天起，就受到各种传染病的威胁，而在婴幼儿时期，孩子自身的免疫功能尚未发育完全，一旦感染传染病就有可能引起较为严重的后果。因此，通过接种疫苗获得免疫是预防传染病的首选措施，这既是儿童的权利，也是家长和社会的义务和责任。

1978 年开始，我国全面实施计划免疫，至今已有 40 多年，取得了举世瞩目的成就，有效保护了我国儿童的健康，对国家的人口素质提升和社会经济发展做出了重要贡献。

1 及时带孩子接种疫苗是家长的义务和责任

疫苗关系人民群众的生命健康，关系公共卫生安全和国家安全，是国家战略性、公益性产品。家长要注意关注孩子的疫苗接种情况，及时带领孩子接种疫苗，这有助于孩子的健康成长。

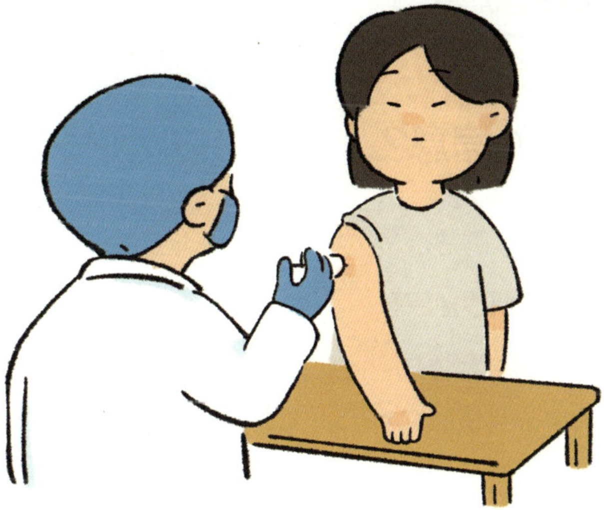

2 家长需要正确和科学地看待疫苗负面事件

疫苗负面事件不可避免地给公众带来“疫苗犹豫”，这时更需要家长掌握科学的疫苗知识，做出正确判断，否则伤害的是自己和家人的健康。历史上，在英国就曾发生过大范围的疫苗抵制事件，结果导致疫情暴发。

社区卫生服务中心的预防接种医护人员是离家长最近的疫苗科普宣传员，在日常接种服务过程中，他们将有效提供更多有关疫苗接种的可信、可靠信息，以帮助家庭了解更多疫苗相关信息。

Q7 从哪儿获得预防接种信息？

北京疾控提醒您

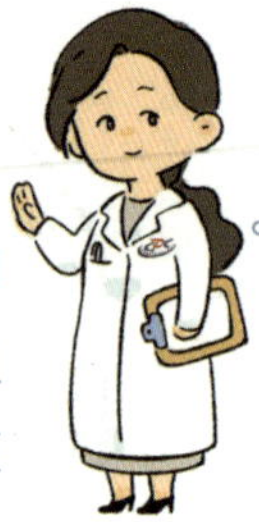

预防接种信息可以从预防接种服务机构和疾病预防控制中心获得，比较方便的方式是直接去当地的社区卫生服务中心咨询，也可以在相关官方网站查询，例如各级疾病预防控制中心官网。

1 从哪些途径可以获得预防接种信息

+ 向居住地所在的社区居委会咨询，了解所属预防接种门诊的具体地址、服务时间、联系电话等基本信息。
+ 向本地承担预防接种工作的社区卫生服务中心或开设预防接种服务的医院的预防接种门诊咨询，了解办理预防接种手续及所接种疫苗等相关信息。

2 哪些官方网站可以查询预防接种信息

我们想获得准确的预防接种信息，可以访问专业卫生机构的官方网站。

+ 世界卫生组织官网。
+ 中国疾病预防控制中心官网。
+ 省、市、区县疾病预防控制中心官网。

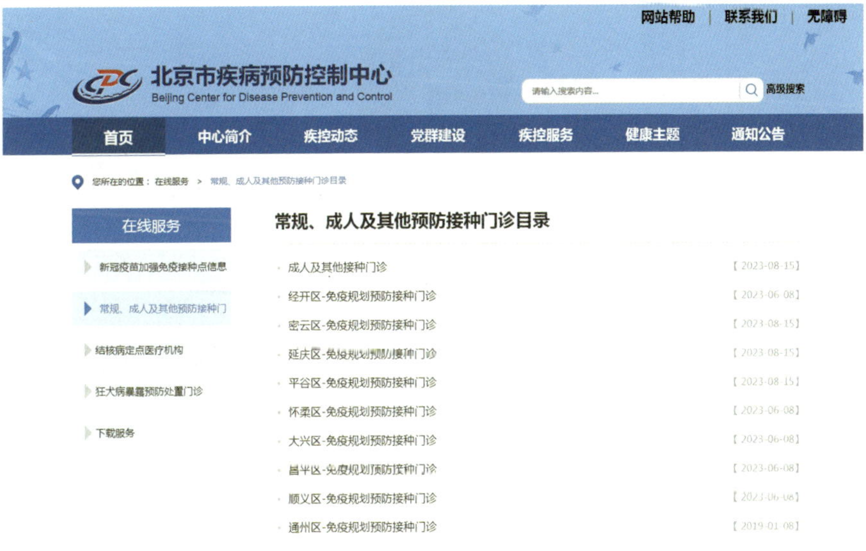

+ 迁居境外者或出境旅行者，还可以访问当地的国际旅行卫生保健中心官网，例如海关总署（北京）国际旅行卫生保健中心官网设置有“预防接种”模块。

3 家长可以带孩子选择任意预防接种门诊接种疫苗吗

家长应该带孩子到家庭居住地所属的预防接种单位接种疫苗。一般情况下，孩子出生的第一天，出生所在医院的产科会为孩子建立预防接种电子档案，办理预防接种证，接种乙肝疫苗和卡介苗。

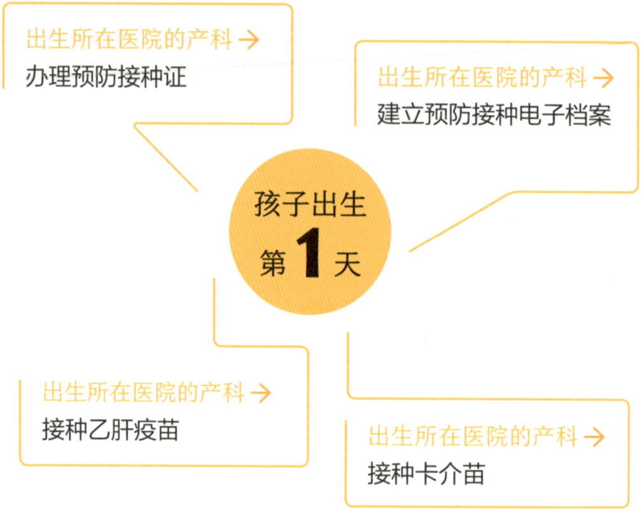

为方便孩子后续疫苗的接种，我国儿童预防接种实行属地化管理。家长应该在孩子出生后一个月内，携带儿童预防接种证、居住证明等，主动到孩子居住地所属的承担预防接种工作的接种单位，办理预防接种电子档案的迁入。如果孩子在出生医院未办理预防接种证，出院后也可以到居住地所属的承担预防接种工作的接种单位办理预防接种证。办理手续时，接种医生会为孩子预约后续疫苗的接种日期，到了预约日期，家长带领孩子前往该接种单位进行接种即可。

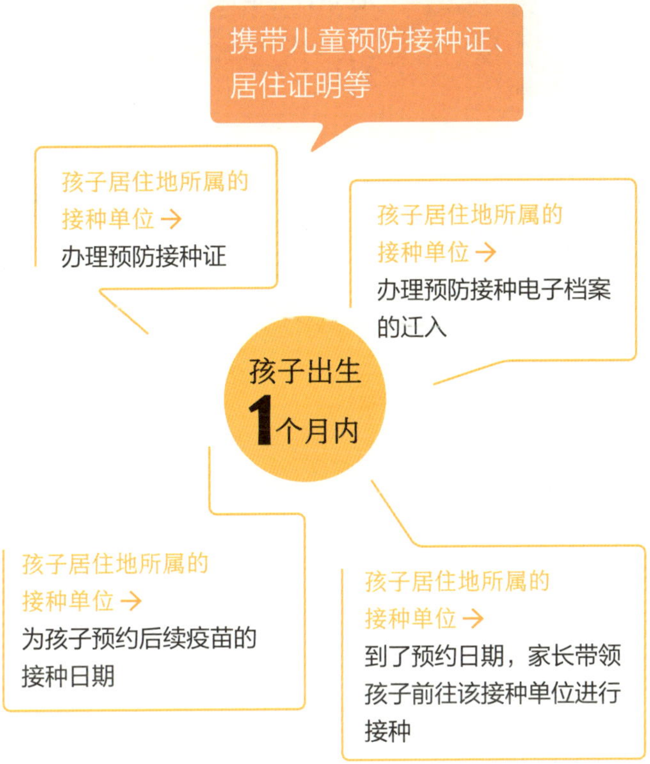

无论是新生儿还是新迁入儿童（包括外地户籍儿童），都可以到现居住地的预防接种门诊办理预防接种手续，享受预防接种服务。

预防接种前一定要了解相关内容，这样才能省时省力、安全高效地接种疫苗！

特别提醒

当孩子居住地变更或外出时间较长时，家长应及时带着孩子的预防接种证到新居住地的预防接种门诊办理迁入手续，保证孩子能按照免疫程序继续接种疫苗，避免因居住地发生变化而漏种疫苗。

Q8 您了解免疫规划疫苗和疫苗免疫程序吗?

北京疾控提醒您

接种疫苗是预防和控制传染病最有效、最简单、最经济的手段，为无数孩子的健康成长撑起了“保护伞”。

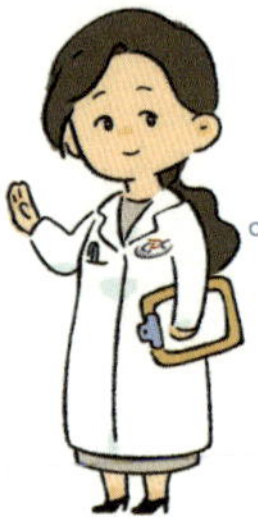

《中华人民共和国疫苗管理法》中对疫苗的定义是：疫苗指为预防、控制疾病的发生、流行，用于人体免疫接种的预防性生物制品，包括免疫规划疫苗和非免疫规划疫苗。

1 什么是免疫规划疫苗

免疫规划疫苗，是指居民应当按照政府的规定接种的疫苗，包括国家免疫规划确定的疫苗，省、自治区、直辖市人民政府在执行国家免疫规划时增加的疫苗，以及县级以上人民政府或者其卫生健康主管部门组织的应急接种或者群体性预防接种所使用的疫苗（以前称“第一类疫苗”或“免费疫苗”）。

这类疫苗的接种对象、接种剂次及间隔时间、接种起始月龄、接种部位、接种途径和剂量，按照国家疾病预防控制局公布的儿童免疫规划疫苗免疫程序执行。

疫苗是否被纳入免疫规划，和疾病的严重性、造成的社会负担、疫苗能否充足供应及国家的财力有关，随着国家经济实力不断增强，将会有越来越多的疫苗为公众免费接种，被纳入免疫规划。

免疫规划疫苗的特征是政府免费向居民提供，居住在中国境内的居民，依法享有接种免疫规划疫苗的权利，履行接种免疫规划疫苗的义务。县级以上人民政府及其有关部门应当保障适龄儿童接种免疫规划疫苗。监护人应当依法保证适龄儿童按时接种免疫规划疫苗。相应地，非免疫规划疫苗是指由居民知情自愿接种的其他疫苗。

2 什么是疫苗免疫程序

疫苗免疫程序是科研人员根据疫苗所预防传染病的特点、疾病负担、疫苗特性，以及接种实施保障条件，科学合理地制定的，是指预防相应传染病需要接种疫苗的种类及接种的先后次序和要求。具体到某一种疫苗，免疫程序包括起始月（年）龄、剂次数量、各剂次之间的间隔时间、每剂次的剂量、接种部位、接种途径的规定。

疫苗免疫程序的制定受诸多因素的影响，主要包括以下三个方面的因素。

● 传染病的流行情况

包括传染病流行的种类、特点、强度、周期性、影响因素、不同年龄段发病的危险性及对群体危害的严重程度。

● 免疫学因素

包括疫苗的生物学特性和免疫效果，即疫苗的免疫原性、免疫的持久性、各种抗原同时接种到人体时身体的免疫反应与免疫应答。

● 各地实施预防接种的具体条件

包括疫苗的供应能力、接种疫苗的成本效益、受种者的承受能力及交通和经济状况等。

3 为什么需要按照免疫程序接种疫苗

我国的每一种疫苗在上市前都需要进行一、二、三期的人体临床试验，疫苗的安全性和免疫性都有实证性的科学数据支持。只有按照免疫程序接种疫苗，才能使孩子及时获得最佳的免疫效果，达到预防相应疾病的目的。

因此，受种者按照推荐的免疫程序接种疫苗受益最大，随意提前或推后疫苗接种时间都是不可取的。

有些孩子因为各种原因错过了疫苗接种时间，如果接种时间延后太久，孩子不能及时获得保护，这期间一旦接触致病菌或病毒，就有可能得相应的传染病。因此，接种疫苗需要按照免疫程序，尽量按时接种。

当然，免疫程序不是一成不变的，随着传染病流行程度的变化、流行规律的改变及新型疫苗的批准上市等，免疫程序会进行适宜的调整。

北京市免疫规划疫苗免疫程序（2021 版）

月（年）龄	卡介苗 BCG	乙肝疫苗 HepB	甲肝灭活疫苗 HepA－I	脊灰疫苗 PV	百白破疫苗 DTaP	麻腮风疫苗 MMR	乙脑减毒活疫苗 JE－L*	流脑多糖疫苗 MPSV
出生	●	●						
1 月龄		●						
2 月龄				● (IPV)				
3 月龄				● (IPV)	●			
4 月龄				● (bOPV)	●			
5 月龄					●			
6 月龄		●						● (MPSV－A)
8 月龄						●		
9 月龄								● (MPSV－A)
1 岁							●	
1.5 岁			●		●	●		
2 岁			●				●	
3 岁								● (MPSV－AC)
4 岁				● (bOPV)				
6 岁					● (DT)	●		
小学四年级（相当于 9 周岁）								● (MPSV－AC)
初中一年级		●						
初中三年级					● (dT)			
大一进京新生					● (dT)	●		

* 从非疫区新入京的 35 岁以下成人，如大学生，基础免疫 1 剂乙脑减毒活疫苗，第二年加强 1 剂。

BCG	卡介苗
HepB	重组乙型肝炎疫苗（乙肝疫苗）
HepA－I	甲型肝炎灭活疫苗（甲肝灭活疫苗）
PV	脊髓灰质炎疫苗
IPV	脊髓灰质炎灭活疫苗（脊灰灭活疫苗）
bOPV	二价口服脊髓灰质炎减毒活疫苗（脊灰减毒活疫苗）
DTaP	无细胞百日咳白喉破伤风联合疫苗（百白破疫苗）
DT	白喉破伤风联合疫苗（白破疫苗）
dT	白破疫苗（成人及青少年用）
MMR	麻腮风联合减毒活疫苗（麻腮风疫苗）
JE－L	乙型脑炎减毒活疫苗（乙脑减毒活疫苗）
MPSV－A	A 群脑膜炎球菌多糖疫苗 (A 群流脑多糖疫苗）
MPSV－AC	A 群 C 群脑膜炎球菌多糖疫苗 (A 群 C 群流脑多糖疫苗）

来源：选自北京市卫生健康委员会印发的《北京市免疫规划疫苗免疫程序及说明 (2021 年版)》。

Q9 您知道儿童的“健康护照”是什么吗？

北京疾控提醒您

预防接种证是儿童预防接种的凭证，可以说是儿童的“健康护照”，也是儿童入托、入学、出国，乃至成年后就业的健康证明之一。

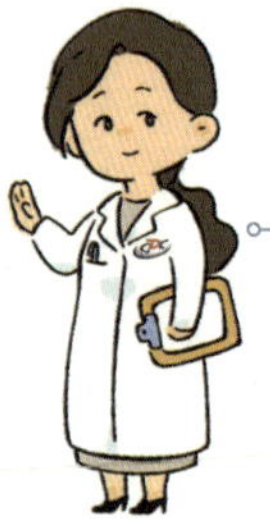

1 预防接种证的作用

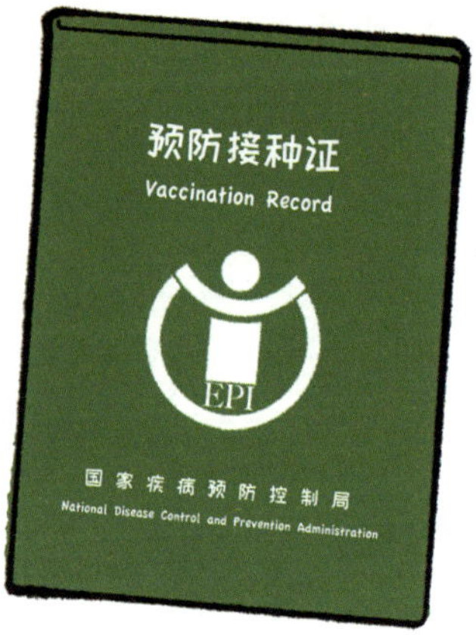

《中华人民共和国疫苗管理法》规定：“国家对儿童实行预防接种证制度。在儿童出生后一个月内，其监护人应当到儿童居住地承担预防接种工作的接种单位或者出生医院为其办理预防接种证。接种单位或者出生医院不得拒绝办理。监护人应当妥善保管预防接种证。预防接种实行居住地管理，儿童离开原居住地期间，由现居住地承担预防接种工作的接种单位负责对其实施接种。预防接种证的格式由国务院卫生健康主管部门规定。”

预防接种证内记录了儿童每一次疫苗的接种时间、接种剂量、疫苗批号等信息，是儿童重要的健康证明，是儿童入托、入学、出国，乃至成年后就业的健康证明之一，因此一定要长期妥善保存。

2 孩子的预防接种证丢失了，还能找回接种记录吗

如果孩子的预防接种证丢失了，可以到预防接种单位查找并获得相关信息。

国家疾病预防控制局和国家卫生健康委员会发布的《预防接种工作规范（2023年版）》中对预防接种证管理和预防接种档案管理有相关要求，预防接种证由受种者或其监护人长期保管，预防接种档案应由接种单位长期保管。

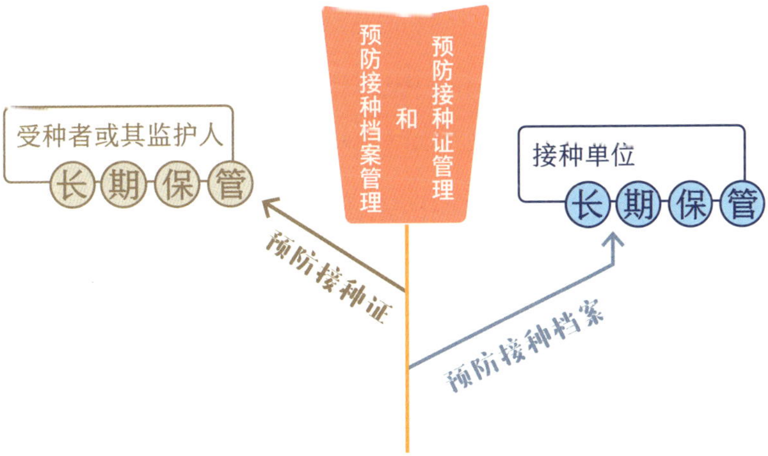

目前，我国多数地区的疫苗接种单位对儿童预防接种记录实行信息化管理，预防接种卡由电子接种记录替代。如果家长发现孩子的预防接种证丢失了，可以到原预防接种门诊说明情况，提供孩子的姓名、性别、出生日期、家长姓名等信息，接种医生就可以查找到孩子既往的疫苗接种记录，为孩子补办预防接种证，补填既往接种记录。

3 青少年还需要接种疫苗吗

目前，我国儿童预防接种的基础免疫和加强免疫在孩子 6 岁时基本完成，未按照推荐年龄完成国家免疫规划疫苗规定剂次接种的 18 岁以下儿童，应尽早进行补种。

各地会根据当地情况扩展接种的年龄范围，还有一些地方会增加一些疫苗，以扩大可预防疾病的种类。

北京市对青少年增加的免费疫苗有以下几种。

+ 为初中一年级学生接种乙肝疫苗。
+ 为初中三年级学生接种白破疫苗。
+ 为大学一年级进京新生接种麻腮风疫苗。
+ 为在校中小学学生和中等专业学校学生等重点人群每年免费接种季节性流感疫苗。

Q10

儿童预防接种服务流程和接种注意事项，您知道吗？

北京疾控提醒您

儿童在不同年龄段需要接种不同种类的疫苗。家长应根据国家免疫规划疫苗和儿童免疫程序，确保儿童及时接种疫苗。

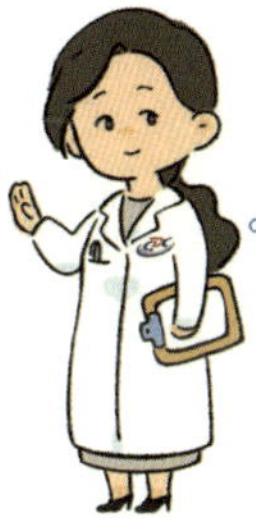

预防接种是儿童的“健康保护伞”。尤其是对刚出生的宝宝来说，他们的免疫系统发育不成熟，更容易受到外来病原体的入侵。根据国家免疫规划疫苗和儿童免疫程序，儿童在不同年龄段需要接种不同种类的疫苗。

尽管各个预防接种门诊在具体的预防接种服务细节上会有差别，但预防接种服务流程大体上可以分为预约、登记、接种和留观四个环节。

预约

- 无预防接种证的儿童，先到接种门诊建立预防接种档案，领取预防接种证。
- 一般在上一剂次疫苗接种时，接种门诊会给儿童预约下一剂次疫苗的接种时间，或者通过电话、短信、App 推送等方式进行预约提醒。

登记

- 家长需要出示儿童的预防接种证，主动告知儿童的健康状况及接种禁忌，仔细倾听医生的口头知情告知并阅读本次疫苗接种的相关内容，进行签字并留存底联。
- 有接种禁忌者暂缓接种。

接种

- 经预防接种工作人员查验后，为孩子接种疫苗。
- 家长协助接种医生充分暴露孩子的接种部位，防止孩子哭闹，接种完成后尽快为孩子穿好衣服。

留观

- 孩子在接种疫苗后，需要在留观区域观察 30 分钟，观察有无预防接种异常反应，有不适或异常及时报告诊治。

1

预约流程

+ 儿童首次预防接种的预约需要家长携带相关证明资料到预防接种服务门诊进行现场建档和预约。

+ 一般在上一剂次疫苗接种时，预防接种门诊会直接给儿童预约后续疫苗剂次的接种时间，或者通过电话、短信、App推送等方式给出预约提醒。

+ 家长需要提前查看儿童的预防接种证，了解儿童近期应该接种或已经推迟接种的疫苗，按照预约时间提前做好准备。

特别注意

家长在疫苗接种当天应给孩子测量体温，确认孩子的健康状况，如出现体温≥37.3℃、严重湿疹、腹泻等情况，请不要前往预防接种门诊，需更改预约的接种时间。

2

登记流程

+ 家长需要出示儿童的预防接种证。

+ 家长需要主动与门诊工作人员**沟通**孩子**近期是否患病**及当前的**健康状况**、**旅居史等**相关信息，并主动告知医生上一次接种疫苗后孩子是否出现过**不适或过敏情况**，以便医生及时掌握孩子的疫苗接种情况，决定本次是否给孩子接种疫苗。

+ 家长需要仔细倾听医生的口头知情告知并阅读本次接种疫苗的相关内容，进行签字并留存底联。

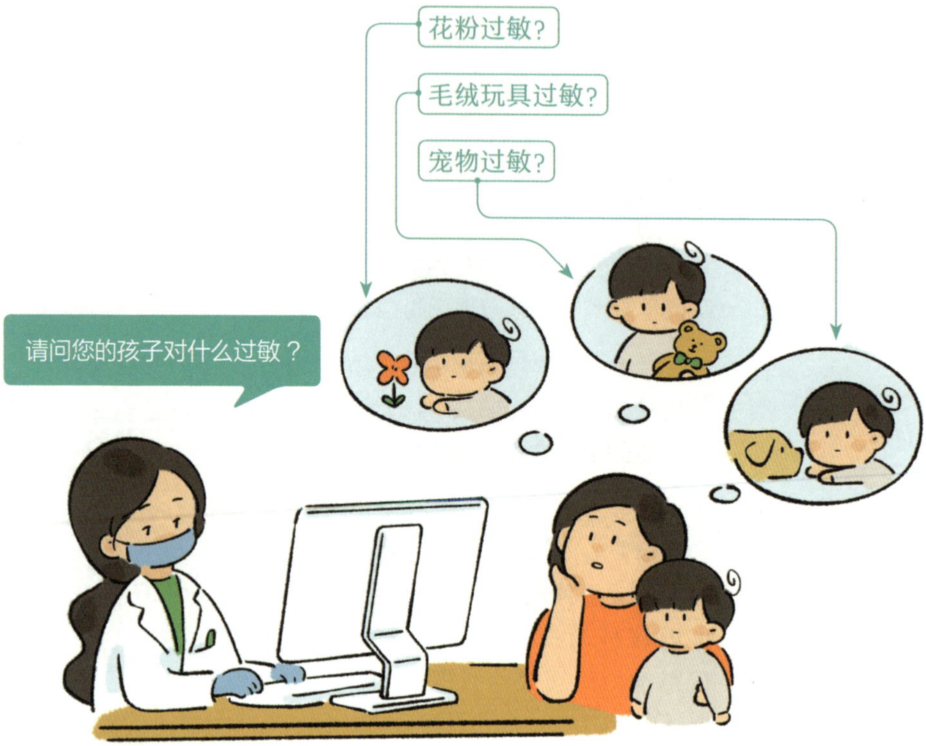

3 接种流程

+ 接种当天家长应给孩子穿宽松且容易穿脱的衣服，带着孩子及时前往预防接种门诊接种疫苗。
+ 家长需要按照医生的要求，给孩子脱好衣服，暴露出接种部位（大腿或胳膊）。
+ 接种疫苗时，家长要抱好孩子，固定好孩子的体位，尤其是接种疫苗的部位，避免接种时孩子哭闹挣扎，造成注射部位错位。
+ 接种时家长要注意尽量给孩子做好保暖，接种完成后尽快为孩子穿好衣服。

4 留观流程

+ 孩子接种疫苗后，家长不要马上带孩子离开，需要在留观区域观察 30 分钟。
+ 观察孩子是否有速发型过敏反应，一旦发生过敏情况，孩子可在第一时间得到救治。
+ 家长也可以询问工作人员孩子接种疫苗后的注意事项，以及接种相关问题，如出现发热如何处理等，记得留存咨询电话。

当观察时间结束时，家长确认孩子无异常后才可离开接种门诊。

温馨提示

★回家后，家长应注意观察孩子的健康状况。与疫苗相关的发热通常出现在接种后 24 ~ 48 小时，多为中低热，一般持续时间不超过 48 小时。

★接种当天家长给孩子护理时应避免揉搓接种部位。接种部位的红肿和硬结直径小于 1.5 厘米的局部反应，一般不需任何处理；红肿和硬结直径为 1.5 ~ 3 厘米的局部反应，红肿时可用干净的毛巾冷敷，出现硬结者可热敷，每日数次，每次 10 ~ 15 分钟。

★接种卡介苗出现的局部红肿不能热敷。若局部化脓、发生小溃疡，通常 8 ~ 12 周后结痂，一般不需要处理，需要注意局部清洁，防止继发感染。

Q11

孩子接种疫苗时有哪些禁忌？

北京疾控提醒您

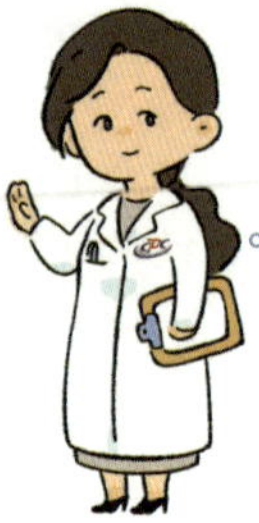

孩子在健康状态下接种疫苗，可以有效避免疑似预防接种不良反应的发生。在孩子接种疫苗前，家长要如实提供孩子的健康状况和既往接种不良反应等情况，可以帮助医生正确掌握疫苗接种禁忌。

孩子出现感冒或咳嗽等不适症状时，需要暂缓接种疫苗，等孩子的不适症状消失，疾病痊愈后再及时补种。

1 孩子什么情况下要慎重接种疫苗

通常，受种者只有在身体健康的状态下，接种疫苗才能产生良好的免疫应答，获得较高的抗体水平，起到预防疾病的作用。

对于患病孩子，医生需要进行综合评估，判断是否可以接种疫苗。

- **患有严重慢性疾病的孩子**，如肺结核、心脏代偿功能不全、急慢性肝肾病、血液系统疾病、风湿病、严重的皮肤疾病等，在疾病的活动期，不建议接种疫苗，以免加重可能的不良反应。当病情长期稳定后，可以接种疫苗。
- **患有严重的神经系统疾病的孩子**，会存在神经功能障碍，如癫痫、脑炎后遗症、抽搐、惊厥等，上述疾病控制平稳后经临床医生评估后再决定是否接种。
- **严重营养不良的孩子**，有可能免疫功能低下，体内蛋白质缺乏，影响抗体的产生，这种情况即使孩子接种疫苗也可能免疫效果不理想。尤其是严重营养不良、严重先天畸形、严重佝偻病、消化功能紊乱及障碍的**小月龄婴儿**，都要**暂缓**接种疫苗，最好等状况改善后再接种相关疫苗。

不同种类疫苗的接种禁忌和慎用情况有所不同。建议患严重慢性疾病，有严重过敏史，有癫痫史，个人或直系亲属有惊厥史，近期使用过免疫球蛋白等情况的儿童，要结合实际情况，经医生综合评估后，再判断是否可以接种疫苗。

2 通用接种禁忌

疫苗接种禁忌是指受种者接种疫苗后自身增加严重不良反应风险的罕见身体状况，忽视接种禁忌可能导致原本可以避免的疫苗不良反应发生。所有疫苗通用的接种禁忌是以前曾对接种过的疫苗，或疫苗的某一种成分有严重的过敏反应史。多数接种禁忌是暂时的，可以在儿童身体康复或病情稳定后接种。

比如，患急性和发热性疾病，患严重慢性疾病或在慢性疾病急性发作期，患神经系统疾病的脑病、未控制癫痫和其他进行性疾病，暂时不宜接种疫苗；正在接受免疫抑制治疗或免疫功能缺陷者，不能接种减毒活疫苗。

不同种类疫苗的接种禁忌会有所不同，应以预防接种工作规范、相关指南和所接种疫苗的说明书为依据。

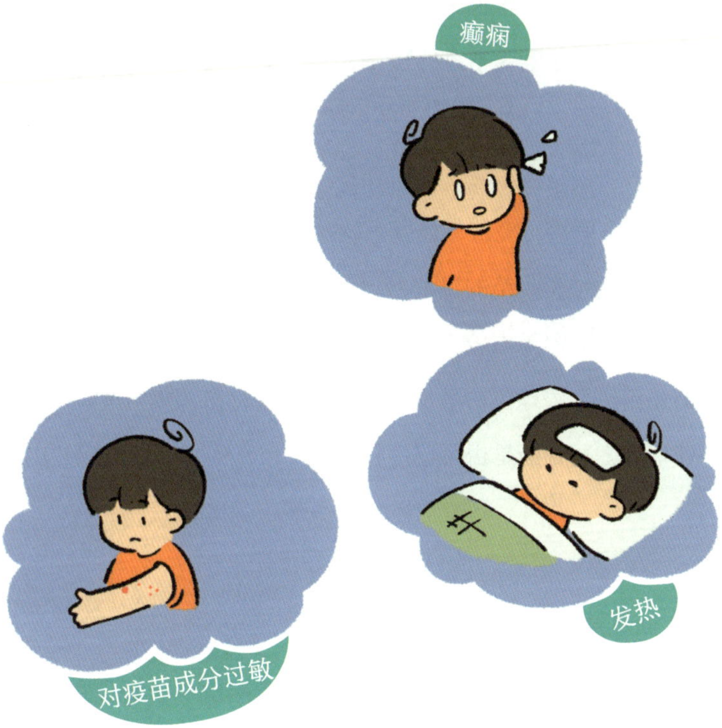

Q12 您知道在接种疫苗前要签署预防接种知情同意书或告知书吗?

北京疾控提醒您

家长带孩子接种疫苗时，一定要仔细阅读知情同意书或告知书，充分知晓知情同意书或告知书上的内容后再签署，这是对孩子负责，一定要谨记！

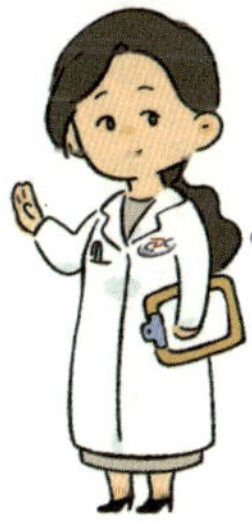

每次在接种疫苗前，受种者或其监护人需要签署预防接种知情同意书或告知书，您知道吗？签署预防接种知情同意书或告知书是接种单位的医疗卫生人员、受种者或其监护人的共有责任。

1 为什么要签署预防接种知情同意书或告知书

《中华人民共和国疫苗管理法》规定："医疗卫生人员实施接种，应当告知受种者或者其监护人所接种疫苗的品种、作用、禁忌、不良反应以及现场留观等注意事项，询问受种者的健康状况以及是否有接种禁忌等情况，并如实记录告知和询问情况。受种者或者其监护人应当如实提供受种者的健康状况和接种禁忌等情况。有接种禁忌不能接种的，医疗卫生人员应当向受种者或者其监护人提出医学建议，并如实记录提出医学建议情况。”

2 签署预防接种知情同意书或告知书的作用

目前，我国多数地区接种疫苗前的知情同意或告知是以书面形式体现的，其作用一方面是可以促进医疗卫生人员履行告知义务，有利于接种医生评估受种者是否符合接种疫苗的条件；另一方面是可以使受种者或者未成年受种者的监护人更多地了解疫苗相关知识，提前清楚接种疫苗后的注意事项及可能出现的不良反应，使受种者或其监护人的知情权和受种者的健康权得到最大限度保护。

因此，孩子接种疫苗前，需要家长认真阅读预防接种知情同意书或告知书的内容并确认知晓后再签字！

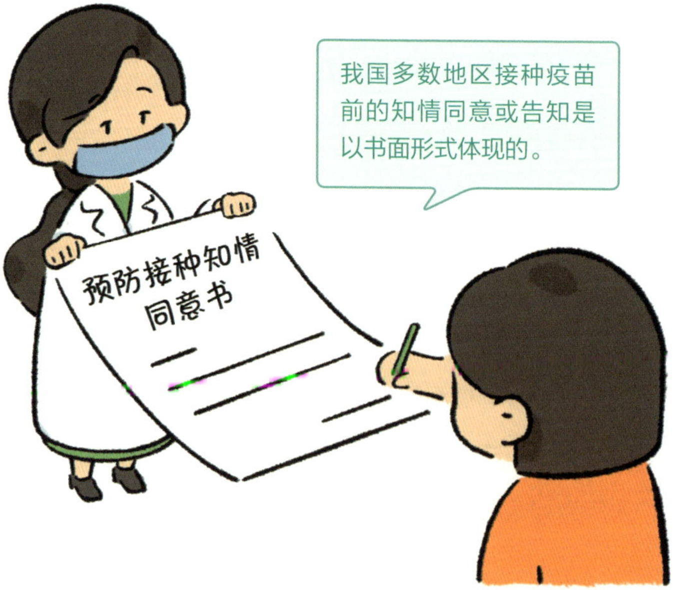

Q13 疫苗接种的途径与部位有什么不同吗?

北京疾控提醒您

科学研究表明，疫苗需要通过合适的接种途径和接种部位进入人体内才可以产生良好的免疫效果。

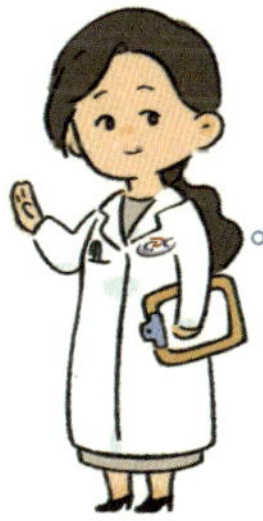

我们都知道，及时给孩子接种疫苗可以让孩子的身体主动产生对抗疾病的免疫力。如果疫苗接种途径或接种部位不正确，可能会降低疫苗的效力或潜在增加局部不良反应的风险。您知道接种疫苗的常见途径和部位吗?

1 孩子接种疫苗的途径有哪些

随着技术的发展，现有疫苗的接种途径越来越多元。目前，接种疫苗的途径主要是口服和注射，少有鼻腔喷雾的方式。原则上，疫苗越通过接近病原体自然感染的途径进入人体，免疫效果越好。比如，口服脊髓灰质炎减毒活疫苗可以促使人体在肠道产生分泌性抗体，从而具有肠道保护作用，而注射型脊髓灰质炎灭活疫苗则不能产生此抗体。

我国疫苗接种的常见途径有：口服、皮内注射、皮下注射和肌内注射。

+ **口服途径的疫苗有脊髓灰质炎减毒活疫苗、轮状病毒疫苗、霍乱疫苗等。**
+ **皮内注射的疫苗仅有卡介苗。**卡介苗的有效成分为卡介活菌体，其受种者为免疫力较为低下的新生儿。如果接种部位过深（皮下注射或肌内注射），可能导致严重的局部反应和全身播散性感染；而皮内注射可以降低卡介苗可能导致人体产生严重的局部反应或者诱发疾病的风险。卡介苗接种后1～2个月，注射部位可能留有疤痕（卡疤）。
+ **皮下注射的疫苗主要是减毒活疫苗**，如甲肝减毒活疫苗、乙脑减毒活疫苗、麻疹腮腺炎风疹联合减毒活疫苗、A群流脑多糖疫苗、A群C群流脑多糖疫苗等。
+ **肌内注射的疫苗主要是含佐剂（增强对抗原的免疫应答）疫苗**，如百白破疫苗、白破疫苗、乙肝疫苗、脊髓灰质炎灭活疫苗、甲肝灭活疫苗、出血热疫苗等。

2 国内外关于婴幼儿疫苗注射部位的建议有什么不同吗

按照我国疫苗说明书及《预防接种工作规范（2023年版）》，肌内注射法包括上臂外侧三角肌注射和大腿前外侧中部肌肉注射。

目前，国产的大多数疫苗均规定在上臂外侧三角肌部位注射，部分进口疫苗和部分国产疫苗，如脊髓灰质炎灭活疫苗，最佳注射部位为大腿前外侧中部肌肉。

特别提示

由于婴幼儿的臀部发育尚未完全，肌肉尚不强健，如果在臀部注射疫苗时部位不准确，易误伤坐骨神经，而且多次注射疫苗也可能导致臀部肌肉挛缩，因此不建议给婴幼儿在该部位注射疫苗。有特殊规定的除外。

● 皮下注射部位的选择建议

疫苗在皮下注射时，建议选择在上臂三角肌下缘。

特别提示

关于疫苗的注射途径与部位，美国免疫实践咨询委员会在《预防接种常规最佳实践指南（2023 年更新版）》中有比较清晰的释义。目前，我国疫苗接种仍以所使用的疫苗说明书规定的接种途径与部位为准。

Q14 孩子在接种疫苗后发生不良反应，应该怎么办？

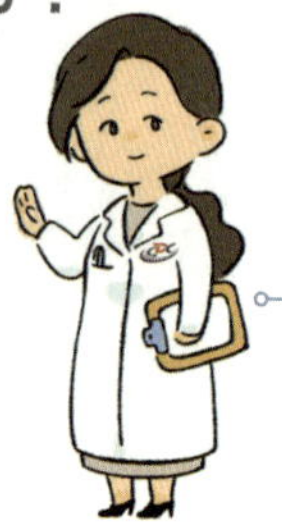

北京疾控提醒您

接种疫苗是预防传染病最便捷和最有效的手段，但疫苗对于人体而言是一种外来异物，少数人接种后身体在产生有益反应的同时，有时也会产生与接种目的无关的不良反应。常见的一般反应往往无须特殊处理，发生异常反应建议及时临床就诊。

1 接种疫苗后的不良反应会影响免疫效果吗

接种疫苗是预防传染病最便捷、最有效的手段，但疫苗对于人体而言是一种外来异物，少数人接种后身体在产生有益反应的同时，有时也会产生与接种目的无关的不良反应。因此，在每种疫苗的说明书中均会有不良反应的专项介绍。

接种疫苗后的不良反应通常不会影响免疫效果。

2 接种疫苗后的不良反应该如何处理

不良反应可分为一般反应和异常反应。

- 一般反应

一般反应是指在免疫接种后发生的，由疫苗本身固有特性引起的，对身体只会造成一过性生理功能障碍的反应。

一般反应主要表现为发热和接种疫苗局部红肿，同时可能伴有全身不适、倦怠、食欲不振、乏力等综合症状。

一般反应是预防接种后最常见的不良反应，通常为一过性，不会造成身体组织器官不可恢复的损伤。这类反应往往无须处理，一般 1～2 天可自行恢复。反应较强的个体可以单纯对症治疗，如降温或局部冷敷、热敷等。少数儿童接种疫苗后会出现反复发热、高热或伴有异常哭闹等其他症状的情况，这时应及时到医院就诊。

● 异常反应

异常反应是指合格的疫苗在实施规范接种过程中或者实施规范接种后，造成受种者身体的组织器官功能损害，而相关各方均无过错的药品不良反应。

异常反应可由疫苗本身的固有特性和受种者的个体因素所引起，其发生率极低。异常反应的表现与一般反应不同，包括过敏性皮疹、血管性水肿 、热性惊厥、卡介苗淋巴结炎，甚至极罕见的过敏性休克等。当发生异常反应时，受种者需要及时到正规的医院进行临床治疗，绝大多数异常反应经过治疗后不会遗留永久性损害。

3 如何降低疫苗接种后不良反应发生的风险

理论上，疫苗在大规模的人群接种中，无论是一般反应还是异常反应，都不能完全避免，但可以通过接种前主动向医生提供受种者的健康状况及既往接种后是否发生过不良反应等情况，经医生综合评估提出疫苗接种建议，以减少不良反应的发生风险。

Q15

北京市实现了预防接种异常反应保险补偿机制全覆盖，您了解吗？

北京疾控提醒您

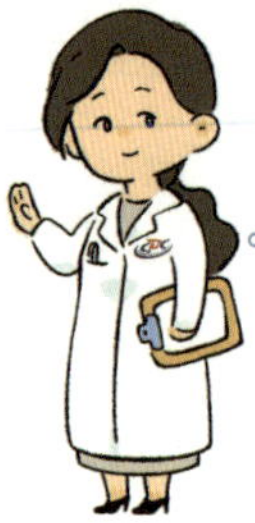

2018 年 4 月 25 日，北京市面向社会宣布已实现免疫规划疫苗、非免疫规划疫苗的预防接种异常反应保险补偿机制全覆盖。

预防接种是传染病预防控制策略中最经济、最有效、最方便的。

在大规模的人群接种中，尽管疫苗安全有效，但是与其他药品一样，对于个体来说，个别人接种后可能会出现不良反应，这在客观上是不能完全避免的。

疫苗引起的不良反应包括较常见的一般反应和较罕见的异常反应，按照国家相关规定，预防接种后发生的异常反应应当得到补偿。

1 北京市预防接种异常反应补偿的历程

2012年5月

北京市卫生局、北京市财政局印发《北京市预防接种异常反应补偿办法（试行）》，全面开启免疫规划疫苗预防接种后异常反应病例的补偿工作。

2015年10月

北京市卫生和计划生育委员会、北京市财政局联合出台了《在预防接种异常反应补偿中全程引入商业保险补偿机制工作方案（试行）》。

2016年1月

北京市在全国率先启动免疫规划疫苗异常反应保险补偿机制。

2018年1月

北京市将非免疫规划疫苗纳入异常反应保险补偿。

保险补偿机制的引入，除了为受种者提供专业的补偿指导，简化申请补偿的流程，还依托保险管理平台，实现政策等信息的共享，提供补偿之外的政策帮扶服务。同时，保险补偿机制还能帮助政府行政部门提高财政预算的稳定性和透明性，转变政府职能，购买更优质的服务，完善社会治理体系。

2 北京市将非免疫规划疫苗纳入保险补偿

2016 年底，在北京市卫生和计划生育委员会的指导下，北京市疾病预防控制中心尝试将非免疫规划疫苗纳入保险保障体系，经多次研讨、磋商，最终确认了非免疫规划疫苗异常反应保险补偿承保方案。

目前，在北京销售疫苗的生产企业全部完成非免疫规划疫苗异常反应保险投保工作，保险补偿于 2018 年 1 月 1 日开始。

在预防接种异常反应中引入保险补偿机制有以下意义。

+ 这是政府在公共卫生领域和行政补偿领域的一种体制机制创新。
+ 转变了政府职能及获取补偿的理念和行为模式。
+ 提升了人民群众的保障水平和满意度，为免疫规划程序的有效实施保驾护航。

Q16

孩子接种疫苗后，家长需要知道的知识有哪些？

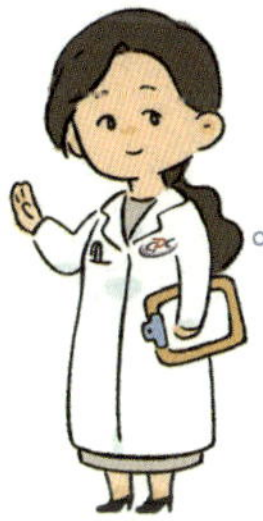

北京疾控提醒您

接种疫苗往往不能提供针对相应疾病的终身免疫。按程序接种多种疫苗不会影响孩子的免疫功能；接种后如果发生不良反应要给予对症处置；未按约定的时间接种疫苗或漏种疫苗，建议家长及时安排补种。

孩子出生后，家长会非常重视接种疫苗一事，但是不少家长会有一些疑问，例如“接种疫苗后是否可以一劳永逸？”“妈妈接种过的疫苗，孩子还需要接种吗？”等。这些问题是不容轻视的，需要家长仔细了解。

1 接种疫苗后人体是否可以获得对该疾病的终身免疫

目前，一般来说没有一种疫苗接种一次就可以使人体获得终身免疫。由于疫苗所预防的疾病的特征、疫苗的种类及疫苗的生产工艺等不同，不同疫苗的免疫保护期（免疫持久性）也不一样。

因此，接种疫苗后仍有可能得疫苗所预防的该种疾病，但发生的概率很小。

接种疫苗预防疾病的效果已得到充分肯定，但接种疫苗后，有的人仍有可能会得病，原因有以下三个方面。

● 存在无效免疫

任何疫苗的保护效果都达不到百分之百，由于个体差异、免疫应答低等特殊原因，有少数人接种疫苗后，可能没有产生保护作用，仍有可能患病。

● 受种者偶合发病

个别受种者会出现偶合发病，即在接种疫苗时，受种者已经处在该疫苗可预防疾病的潜伏期，接种后，还没等到疫苗产生保护作用时就得病了。

● 抗体水平下降

接种疫苗后，人体产生的特异性抗体水平会随着时间的延续逐渐衰退，当特异性抗体水平低于保护水平时，人也会感染发病。

有研究表明，接种疫苗的人与未接种疫苗的人相比，接种疫苗的人感染发病后的症状更轻，病程也较短。

2 妈妈得过某种疫苗可预防的传染病，孩子还需要接种相应的疫苗吗

通常情况，妈妈体内抵抗某种传染病的抗体可以通过胎盘传送给胎儿，因此，新生儿出生后体内会存在母传抗体。这种母传抗体会随着孩子月龄的增长逐渐消失，不同疾病的抗体消失的时间不同。母传抗体消失后孩子就成为传染病的易感者，一旦接触到传染源就会得病。

因此，无论妈妈是否得过某种疫苗可预防的传染病，孩子出生后都需要按照免疫程序及时接种疫苗。

3 接种多种疫苗会影响孩子的免疫功能吗

人体的免疫系统能够一次对很多种抗原产生免疫应答，这个过程与生病一样，会不断地刺激免疫系统成熟。

只要按照工作规范及免疫程序接种疫苗，是不会影响人体免疫力的。

4 接种疫苗后没有发热，是否说明接种的疫苗没有免疫成功

疫苗接种后会使人体产生有益的免疫反应，由于疫苗本身的固有特性和受种者的个体差异，有些人会出现不良反应，如一过性的

发热，但多数人不会发生。不同种类的疫苗，接种后出现发热的概率也会不同。所以，接种疫苗后没发热，与疫苗是否接种成功没有必然的联系，这种说法并不科学。

5 孩子接种疫苗后发热，服用了退热药会影响疫苗效果吗

通常发热后使用的退热药不影响人体的免疫应答，使用后不会影响疫苗的免疫效果。

6 因患病使用了抗生素，会影响前不久接种过的疫苗的免疫效果吗

接种疫苗后使用抗生素不会影响疫苗的免疫效果。

抗生素仅针对细菌感染有效，细菌类疫苗多为灭活疫苗，所以接种疫苗后使用抗生素不会影响疫苗的免疫效果。抗生素对病毒无效，因此接种病毒类疫苗后使用抗生素也不会影响免疫效果。

7 推迟接种疫苗对孩子有不良影响吗

由于新生儿出生后体内的母传抗体会逐渐消失，以及婴幼儿的免疫系统尚在发育过程中，免疫功能尚未发育完全，因此孩子推迟接种疫苗更容易感染各种传染病，这就是为什么大多数疫苗的

基础免疫要在孩子 1 岁以前完成，而且要按免疫程序接种疫苗的要求及时接种疫苗可以让孩子尽早地获得免疫保护。

8 错过了某种疫苗的接种，还有必要补种吗

我国对 18 岁以下儿童的国家免疫规划疫苗的接种有明确的查漏补种规定。在孩子入托和入学前都会查验预防接种证，发现漏种疫苗，会及时予以补种，每一种疫苗都有补种标准。因此，错过了某种疫苗的接种，有必要补种。

Q17

可以将疫苗接种的时间提前吗？

北京疾控提醒您

按照免疫程序接种疫苗可以获得良好的免疫效果。在实际预防接种工作中，提前接种疫苗或缩短基础免疫各剂次的间隔时间，都是不被允许的。因此，家长应按接种医生的预约时间及时带孩子接种疫苗。

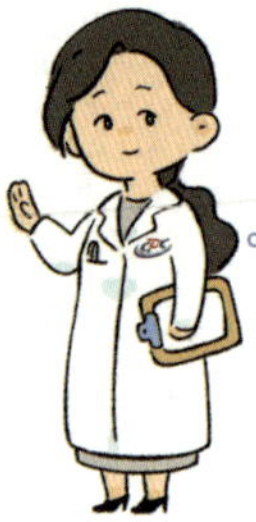

1 基础免疫中需要多剂次接种的疫苗，各剂次的间隔时间为多久合适

科学研究表明，要完成基础免疫，有些疫苗需要接种多剂次，而各剂次接种的间隔时间要合理，才可以产生良好的免疫效果。如脊灰疫苗的基础免疫需要接种 3 剂次，各剂次的间隔时间不少于 4 周。

如果各剂次的间隔时间过长，会推迟孩子对该疫苗可预防的传染病产生免疫保护的时间，而增加暴露相应疾病的风险。

2 提前接种疫苗对孩子有不良影响吗

有些心急的父母以为越早为孩子接种疫苗，孩子会越早获得免疫力。其实未按照免疫程序而提前接种疫苗，反而会影响免疫效果。

疫苗接种起始月（年）龄的确定是基于避免婴儿体内通过胎盘、母乳等从妈妈体内获得的特异性抗体（简称“母传抗体”）对疫苗免疫效果的干扰，婴幼儿个体免疫系统的发育状况，以及当地传染病的暴露风险等因素综合评估的。

提前接种疫苗可能对孩子产生不良影响。

+ 一是可能导致免疫效果不理想，甚至免疫不成功。因为如果婴儿体内的母传抗体还没有消失，可能会干扰疫苗的免疫效果。
+ 二是不能让孩子形成较持久的免疫保护。由于孩子自身的免疫系统还没有发育完善，过早接种疫苗可能不会产生良好的免疫应答，抗体水平达不到预期的水平，不能形成较持久的免疫保护。

Q18

如果疫苗接种剂次出现延误，会有哪些影响？

北京疾控提醒您

无故延长疫苗接种剂次的间隔时间，会增加儿童暴露疾病的风险。

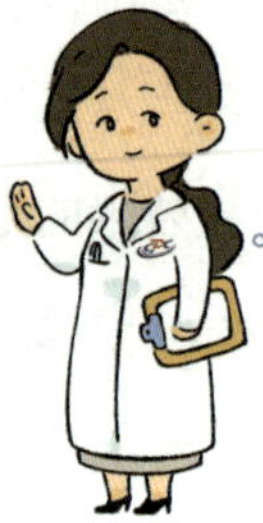

1 如果延迟接种，会增加暴露相关疾病的风险

有些灭活疫苗要完成基础免疫，需要接种 3 剂次，各剂次的间隔时间不少于 4 周，才能产生良好的免疫保护效果。如果延长了疫苗剂次接种的间隔时间，会推迟孩子对相应传染病产生免疫保护的时间，而增加暴露该疾病的风险。因此，当家长带孩子接种这一类疫苗时，医生会叮嘱家长要及时带孩子接种疫苗，一旦发生延迟接种，医生会按照疫苗免疫程序帮助孩子预约后续剂次的接种时间，无须重新全程接种。

2 如果孩子生病导致没有及时接种疫苗，须在病愈后及时补种

新生儿的免疫功能尚未发育完全，随着其体内母传抗体的消失，容易感染各种传染病，这就是为什么大多数疫苗的基础免疫需要在孩子1岁内完成。及时接种疫苗可以使婴幼儿尽早获得免疫保护，但有时孩子会因病暂时不能接种疫苗，只有病愈后才能恢复接种。遇到这种情况，孩子只是不能得到及时的免疫保护，但不会影响后续疫苗的免疫效果。未及时接种疫苗期间，家长应更加注意孩子的个人卫生，并减少去人群聚集场所的次数，降低孩子感染疾病的风险。

Q19

新生入托、入学时须查验预防接种证，家长们准备好了吗?

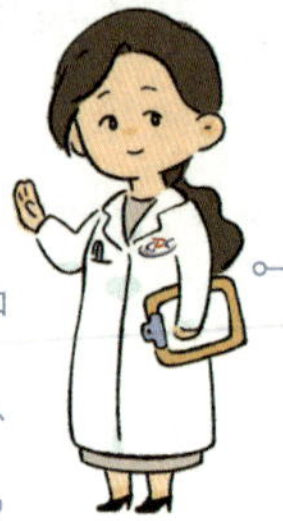

北京疾控提醒您

根据《中华人民共和国传染病防治法》《中华人民共和国疫苗管理法》等的要求，儿童入托、入学时，托幼机构和学校应当查验预防接种证，未完成规定疫苗接种的儿童应及时补种疫苗，以保护儿童身体健康。

1 为什么要检查入托、入学新生的预防接种证

根据《中华人民共和国传染病防治法》《中华人民共和国疫苗管理法》，以及国家卫生健康委会同教育部制定的《儿童入托、入学预防接种证查验办法》等文件的要求，儿童入托、入学时，托育机构、幼儿园和学校应当查验儿童的预防接种证，对于未完成规定疫苗接种的儿童，监护人应及时带儿童到接种单位补种疫苗，以保护儿童身体健康。

预防接种证是儿童完成疫苗接种的证明。

托育机构、幼儿园和学校是儿童密切接触的场所，极易暴发一些呼吸道、消化道等传染病。如果儿童按时完成了免疫程序中规定疫苗的接种，就可以有效避免感染相关传染病，同时还能阻止相关

传染病的传播，有效保护儿童健康。

新入托、入园的儿童及小学一年级新生和初一新生，入学时需要携带预防接种证。除此之外，新转学儿童也需要提供预防接种证。

在儿童开学或转学一个月内，园医或校医将通知家长下载“首都疫苗服务”App并指导家长维护儿童信息和查验接种情况，园医或校医也会对儿童的预防接种情况进行查验，发现漏证或漏种后，会及时向家长发出补证或补种通知。家长接到通知后，应尽快带孩子到指定预防接种门诊确认并完成补证或补种。完成补证或补种后，家长需要将预防接种证再次交给园医或校医查验。

2 家长如何自行查验孩子的预防接种情况

家长可以在孩子开学前自行查验孩子的预防接种情况，如果发现孩子有漏种疫苗的情况，趁寒暑假期间提前带孩子到辖区的预防接种门诊进行补种，这样当孩子漏种疫苗较多时，就可以尽早补齐漏种剂次。

自行查验如何实现呢?

以北京市为例，家长可以下载“首都疫苗服务”App。

App查验预防接种证操作流程

● 步骤1：下载App

直接到手机应用商店搜索“**首都疫苗服务**”App进行下载并安装。

● 步骤2：注册登录

下载和安装完成后，进行注册，也可进行微信授权登录。注册并登录后，根据提示信息完成实名认证。

● 步骤 3：儿童信息绑定

认证完成后，进入“儿童接种”页面，点击“添加儿童”进行儿童信息绑定。如果需要绑定多名儿童，绑定成功后选择“继续绑定”，或在“儿童接种”页面点击“添加儿童”，继续绑定受种者。

● 步骤 4：预防接种证信息核对

绑定成功后，在“儿童接种”页面点击“入学查验”，进入查验模块。点击“修改”，选择是否具有接种本，若没有，须到接种点补办。

● 步骤 5：维护学校信息

在“入学查验”页面，在相应的学校类型处点击“添加”按钮，维护学校信息。添加学校信息后，点击“修改”，可以修改学校名称、入学年度等信息。

● 步骤 6：查验针次

添加学校信息后，点击“查验针次”，查看儿童是否有漏种。如有漏种，家长尽快带儿童到指定门诊进行补种。

特别提示

家长平时要关注孩子的疫苗接种情况，入托、入学前须再次确认孩子有无漏种疫苗。开学时孩子要按要求带上预防接种证报到，如接到儿童补种通知单，家长须按要求及时带孩子到预防接种门诊完成补种，结束后再次上交预防接种证备查。

托育机构、幼儿园和学校负责预防接种证的查验工作。9 月 30 日前须完成儿童预防接种证的查验，11 月 30 日前至少完成漏种儿童的首次补种和复验工作。

1 下载 App

首都疫苗服务

2 注册登录

完成实名认证

3 儿童信息绑定

儿童接种

添加儿童

继续绑定 → 如果需要绑定多名儿童

4 预防接种证信息核对

儿童接种

入学查验

修改 → 具有接种本：是 / 否 → 到接种点补办

5 维护学校信息

入学查验

添加 → 学校信息

修改 → 学校名称、入学年度等

6 查验针次

查验针次

查看 → 漏种：是 / 否

是 → 到指定门诊补种

Q20

孩子出国前、去外地居住期间及外出旅游期间，接种疫苗应该注意什么？

北京疾控提醒您

有些孩子因为家长工作调动或其他原因可能会经常变更居住地，此时家长更要注意让孩子及时接种疫苗。

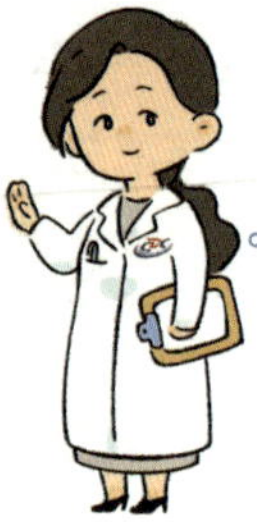

1 孩子出国前如何接种疫苗

如果 18 岁以下的孩子将在国外居住，出国前家长要确认孩子已接种了目的地国家或地区要求接种的疫苗，并核查疫苗接种记录是否完整。由于传染病的流行具有地域特点，每个国家常规接种的疫苗不尽相同，如果所在社区的预防接种门诊没有储备相应的疫苗，我们建议到当地的出入境检验检疫机构咨询。

出入境检验检疫机构的预防接种人员会根据儿童前往的目的地国家或地区的相关疾病流行情况、当地对入境者的疫苗接种要求，结合孩子的中国预防接种证的接种记录，为孩子提供出境前的疫苗接种服务，同时完成中国预防接种证的翻译工作。家长需要确保孩子按要求接种相应的疫苗，并携带好疫苗接种凭证以备入境时核查。

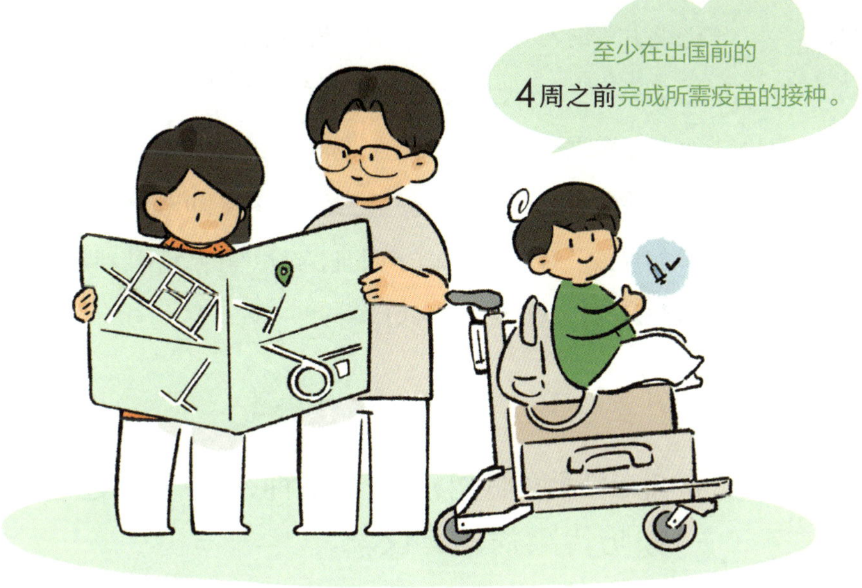

出国前，家长还要关注国家卫生部门和目的地所在国家或地区中国大使馆的出行提示，提前了解当地的传染病流行情况，适时接种疫苗。由于疫苗接种后，大约需要 4 周时间，体内抗体才能达到保护水平，因此，应至少在出国前的 4 周之前完成所需疫苗的接种，保证出行前体内已产生了足量的抗体。

2 孩子去外地居住期间如何继续接种疫苗

在我国，儿童的预防接种实行属地化管理，流动儿童与当地儿童享受同样的预防接种服务。

如果孩子在外地居住时间较长（居住时间≥ 2 个月），家长应携带原居住地卫生行政部门给孩子办理的预防接种证，及时主动到新居住地的预防接种门诊咨询和备案，以便新居住地的预防接种门诊将儿童纳入本辖区的预防接种管理中。

如果孩子在外地仅为暂时居住（居住时间 < 2 个月），当暂住期间需要接种疫苗时，家长应携带原居住地卫生行政部门给孩子办理的预防接种证，带着孩子到新居住地的预防接种门诊临时接种疫苗。

如果孩子尚未办理预防接种证，或原有的预防接种证丢失，也可以到新居住地的预防接种门诊补办。

3 外出旅游期间，除了接种疫苗外，还有哪些预防传染病的建议

由于接种疫苗不能预防所有的传染病，为了保证旅行安全，除了接种疫苗外，还须注意以下几点。

+ 第一点，保障饮食安全。
+ 第二点，防止蚊虫叮咬。使用驱蚊剂或其他防范措施，预防经蚊虫传播的疾病。
+ 第三点，认真洗手。使用肥皂或手部消毒专用的酒精制剂，正确洗手。
+ 第四点，避免与动物直接接触，尤其是猴子、狗和活禽，预防经动物传播的疾病。

总之，家长需要帮助孩子守好预防疾病的第一关，根据现有条件和需求采取相应的措施，降低孩子在新环境中感染传染病的风险。这样，无论是迁入新居住地，还是旅游，家长才能更加安心，孩子也能更加开心，并且更好地融入新环境。

Q21

新时代下智慧化预防接种服务都有哪些?

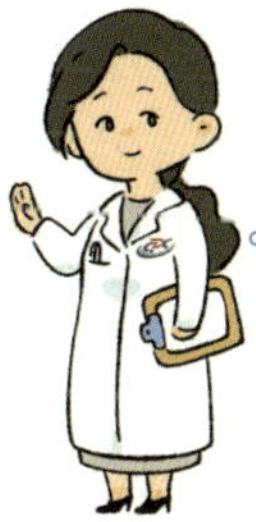

北京疾控提醒您

在“互联网+”和“云平台”技术的加持下，北京市相关部门将在保证疫苗储运安全、接种流程规范的前提下，进一步推出各种方便快捷的预防接种服务，使疫苗预约更省心，接种更安心，监管更放心。

从2019年起，北京市应用“互联网+”和“云平台”技术开发了新一代北京市免疫规划信息管理系统（简称“新系统”），进一步强化了北京免疫规划管理，保证了疫苗的质量和安全，提高了预防接种门诊的工作效率，同时推出了多项预防接种的便民服务，使人民群众接种疫苗更加方便、安心与放心。

新系统在原来的基础上，增添了以下几项功能。

1 全生命周期疫苗接种记录全覆盖

目前，北京市所有的预防接种门诊，无论是常规预防接种门诊，还是产科接种门诊、狂犬病疫苗接种门诊等，均使用新系统开展工作，实现了个人全生命周期接种信息的全记录。无论您处于哪个年龄段、到任何门诊接种疫苗，接种信息都能准确记录在案，随时可查询，并永久保存。

同时，新系统的应用实现了助产机构的两证联办，新生儿一出生就可以从助产机构获得预防接种证和出生证明，缩短了家长的办理流程，减少了办理时间。

2 疫苗全程追溯与自动化出入库管理

疫苗生产企业、疫苗使用单位都可以通过新系统了解任何一支疫苗从出厂到接种到个体的全过程，一旦出现问题疫苗，能快速定位和统计库存，方便后续调查处理工作的开展。

同时，疫苗数与接种数紧密关联，疫苗接种后系统实现自动出库，能够随时反映疫苗的最新库存情况，既保证了疫苗库存的准确性，又提高了疫苗出入库管理的效率。

3 移动端服务功能

新系统推出了移动端软件“首都疫苗服务”App，您可以在手机上随时查询接种信息，打印接种凭证，预约接种时间，查询非免疫规划疫苗的种类和价格，查询接种门诊的位置与前往路线，了解疫苗的相关知识，等等。

在新系统的帮助下，接种门诊也能提供更多的移动接种服务，为居民提供更加多样化的预防接种服务。另外，学校、托幼机构等可以通过新系统开展儿童预防接种证的查验工作。

智慧门诊的特点：

+ 手机 App 可预约
+ 接种全程有引导
+ 告知核签无纸化
+ 服务设备智能化

4 新系统与医疗机构等信息系统实现资源整合与共享

新系统与国家免疫规划信息管理系统、疫苗追溯协同服务平台等进行对接与数据交换，实现了接种信息的跨省交换，受种者去异地或者从异地来北京，都可以按接种程序继续接种未完成免疫的疫苗，保证了接种的延续性。同时，受种者或其监护人也可以通过新系统查询疫苗的产品信息。

前进的步伐永不停歇，北京市还将继续深挖新系统的潜力，推出更多满足百姓需求的服务，让每一位在北京生活的人都切实感受到北京免疫规划服务的优质、方便和高效。

VACCINATION

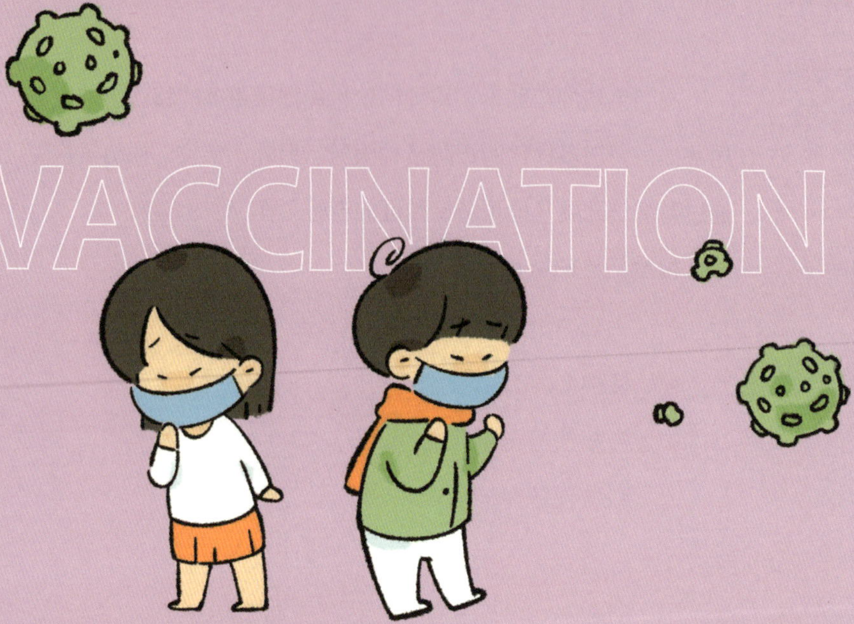

第三章

疫苗与其可预防的传染病

Q22 接种乙肝疫苗，您需要了解哪些知识？

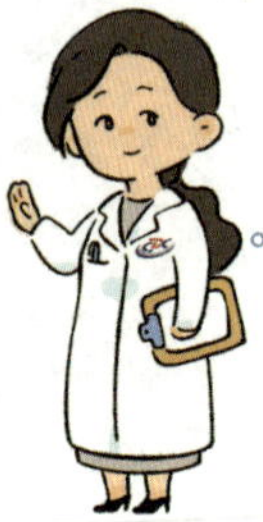

北京疾控提醒您

乙肝疫苗是一款防癌疫苗，能预防乙型肝炎病毒感染，进而预防乙型肝炎、肝硬化和原发性肝癌的发生。一般情况，新生儿在出生后24小时内应接种乙肝疫苗，成人应按需接种。

1 接种乙肝疫苗的必要性

乙型病毒性肝炎（简称“乙肝”）是由乙型肝炎病毒（简称“乙肝病毒”）引起的，以肝脏病变为主，并可引起多种器官损害的传染性疾病。乙肝的传染源主要是乙肝病毒感染者，其中最主要的是慢性乙肝病人和无症状的慢性乙肝病毒感染者。乙肝病毒可通过血液、性接触和母婴途径进行传播，并且容易转化为慢性感染，慢性乙肝病毒感染可进一步发展为乙型肝炎、肝硬化和原发性肝癌。

在慢性乙肝病毒感染者中，绝大部分是在婴幼儿期就感染了乙肝病毒，目前治疗乙肝的抗病毒药物效果还不尽如人意，通过母婴传播而感染的新生儿中有 95% 可能成为慢性肝炎，这会给家庭和社会造成沉重的疾病负担。接种乙肝疫苗是预防乙肝病毒感染最有效的方法。

1975年7月1日，陶其敏教授成功研制出我国第一代血源性乙肝疫苗，该疫苗被称为“7571疫苗”。随着生产工艺的进步，目前我们使用的重组乙肝疫苗是采用现代生物技术，将乙肝病毒表达表面抗原的基因进行质粒构建，克隆到酿酒酵母、汉逊酵母或中国仓鼠卵巢细胞中，通过发酵培养，再经过提取、纯化、吸附、配制、分装等工序而制成的。

2 北京市新生儿乙肝疫苗的接种工作

早在1987年北京市就开始尝试在乙肝表面抗原（HBsAg）阳性妈妈所生的新生儿中实施乙肝疫苗接种，开展乙肝母婴阻断工作。2002年北京市正式将乙肝疫苗纳入儿童计划免疫，为儿童免费接种（全国实施是2005年），并率先实施了10微克免疫剂量和为初中一年级新生（12～13岁）加强免疫1剂次的程序（全国无初中一年级乙肝疫苗加强免疫）。

乙肝疫苗按照0月龄、1月龄、6月龄的程序各接种1剂，共3剂。一般情况下，新生儿应当在出生后24小时内尽早接种第1剂乙肝疫苗，并按照免疫程序完成3剂乙肝疫苗的接种。

对于乙肝表面抗原（HBsAg）阳性妈妈所生的新生儿，需要在孩子出生后12小时内接种首剂乙肝疫苗，除此之外，还应该在12小时内尽早注射乙肝免疫球蛋白，注意应将其注射在不同的部位，并按照乙肝疫苗免疫程序完成后续剂次的接种。

新生儿

0 月龄

24 小时内接种第 1 剂

1 月龄

接种第 2 剂

6 月龄

接种第 3 剂

北京市初中一年级新生

加强免疫 1 剂

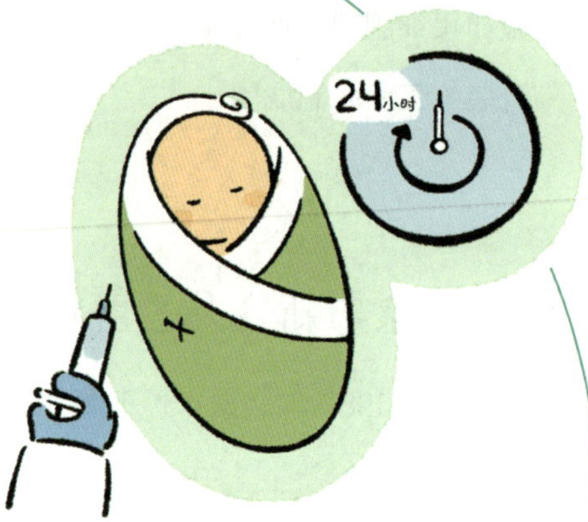

乙肝表面抗原（HBsAg）阳性妈妈所生的新生儿

12 小时内

- 接种首剂乙肝疫苗
- 接种乙肝免疫球蛋白

之后，按免疫程序完成后续剂次的接种

3 接种疫苗的注意事项及疑似预防接种异常反应的处理

在接种乙肝疫苗前，家长需配合接种医生，做好对儿童健康状况的问诊和一般健康检查，如实告知医生儿童的健康状况，以便接种医生正确掌握接种禁忌。儿童接种疫苗后必须在预防接种点留观至少 30 分钟，如果发现异常，可以及时诊治。

目前，从国内外接种乙肝疫苗不良反应的监测数据来看，乙肝疫苗是一种安全性极高的疫苗。

4 乙肝疫苗的种类

目前我国用于儿童常规免疫的乙肝疫苗包括重组乙型肝炎疫苗（酿酒酵母）、重组乙型肝炎疫苗（汉逊酵母）、重组乙型肝炎疫苗（中国仓鼠卵巢细胞），这些疫苗在常规免疫中，只需严格按照接种禁忌和接种程序进行免疫，并有详细的疫苗接种记录即可。

5 进口乙肝疫苗与国产的有区别吗

进口乙肝疫苗与国产乙肝疫苗在免疫效果上都一样，可以相互替代，完成全程乙肝疫苗接种程序后可以达到预防乙肝的目的。

乙肝疫苗可与目前儿童免疫规划使用的疫苗，如百白破疫苗、脊髓灰质炎疫苗、麻腮风疫苗和卡介苗等同时接种，但要特别注意应接种在不同部位。

Q23

为什么说卡介苗是一朵保护孩子的“小花”？

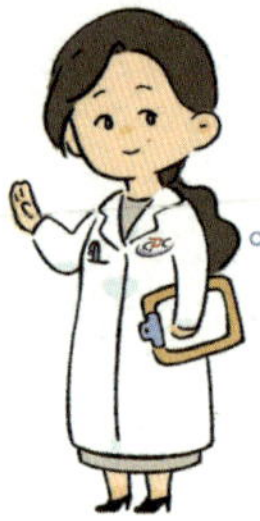

北京疾控提醒您

卡介苗被称为“出生的第 1 针疫苗”，是目前唯一可用的结核疫苗，能有效预防和减少儿童结核病，特别是预防血行播散性结核病和结核性脑膜炎的发生。

1 什么是卡介苗

卡介苗是用活的减毒牛型结核菌人工培育的疫苗，是用于预防儿童结核病的国家免疫规划疫苗之一。接种卡介苗能让人产生一次较轻微的、没有临床发病危险的原发结核菌感染，从而产生一定的特异性免疫力。

2 卡介苗能预防结核病吗

卡介苗是目前唯一可用的预防结核病的疫苗。虽然它提供的保护力有限，接种卡介苗并不能防止大部分成人结核感染病例的发生，但儿童接种后可产生一定水平的特异性免疫力，可以减少感染结核菌的机会，或在感染自然结核菌时限制细菌的生长繁殖，减少细菌数量，能有效预防和减少儿童重症结核病，特别是预防血行播散性结核病和结核性脑膜炎的发生。

3 什么时候接种卡介苗

无接种禁忌的新生儿，24小时内由产科接种门诊接种卡介苗。卡介苗一般接种在左手臂。因各种原因未能及时接种卡介苗的婴幼儿，需及时到属地卡介苗补种点补种，但要注意以下几个时间点。

+ **3 月龄以下：**直接补种。
+ **3月龄 ~ 3岁：**先进行结核菌素皮肤试验（PPD 皮肤试验），结果为阴性者可以补种。
+ **4 岁及以上：**不予补种。

新生儿、婴幼儿对结核菌的抵抗力低，一旦受到结核菌感染，很容易患急性、严重性结核病。及时接种卡介苗非常重要！

4 为什么接种卡介苗后在接种部位会出现一朵“小花”

卡介苗的接种部位是左侧上臂三角肌外侧。绝大部分宝宝在接种后 2 周左右会出现局部红肿、丘疹样浸润硬块，之后逐渐软化成白色脓疱，并可自行破溃形成溃疡。8～12 周后，溃疡会愈合结痂，痂脱落后局部形成凹陷性疤痕（卡疤），俗称“出花”。

有小部分宝宝接种卡介苗后，手臂上没有明显的“小花”，这并不代表接种失败。经相关检测，这类宝宝依然具有针对结核菌的特异性免疫力，不需要补种。

绝大部分宝宝在接种后 2 周左右会出现局部红肿、丘疹样浸润硬块，之后逐渐软化成白色脓疱，并可自行破溃形成溃疡。8～12 周后，溃疡会愈合结痂，痂脱落后局部形成凹陷性疤痕（卡疤），俗称“出花”。

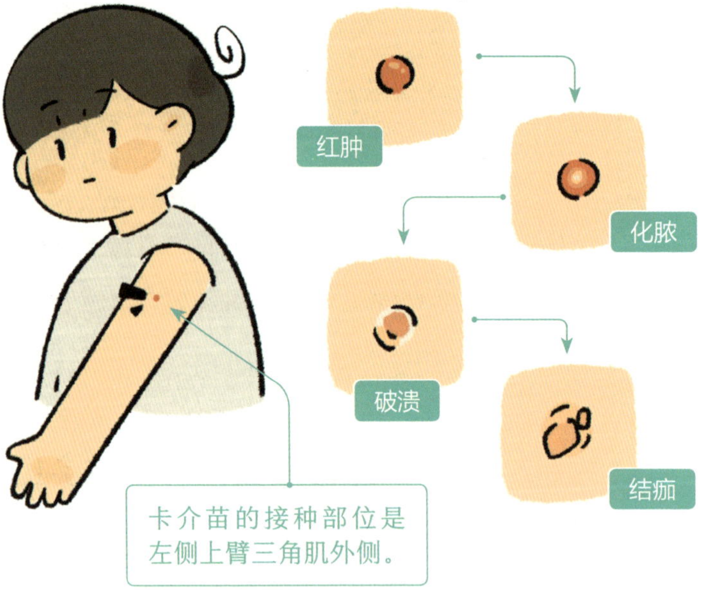

5 接种卡介苗后需要怎样护理

卡介苗接种后会出现局部红肿，形成脓疱，此时应注意保持清洁，不必包扎，不要随意涂药，8～12 周后会自动结痂，让痂自然脱落，不要提前抠掉。

有的宝宝在接种卡介苗后，4～12 周会出现同侧腋下淋巴结轻微肿大，如果表面皮肤不红，可热敷观察；如果淋巴结直径 <1 厘米，一般 4～8 周后可消退。还有的宝宝可能会出现异常反应及并发症，应及时就医。

6 接种卡介苗的注意事项

新生儿有这些病症或疾病的，暂不接种卡介苗，如发热、早产儿、急性传染病、肾炎、心脏病、湿疹或其他皮肤病、免疫缺陷病等。待禁忌消除后，再就补种事宜咨询接种门诊医生。

对于含有人类免疫缺陷病毒（HIV）的母亲所生的儿童，如果儿童的 HIV 抗体阳性，则不予接种卡介苗；如果儿童 HIV 感染史不详，出生后暂缓接种卡介苗，当确认儿童 HIV 抗体阴性后再予以补种。

卡介苗如需与其他疫苗同时接种，包括卡介苗在内每次最多只能接种 2 种疫苗，疫苗应在不同部位注射。卡介苗与麻疹减毒活疫苗、甲型肝炎减毒活疫苗等减毒活疫苗可同时接种，如未同时接种，应至少间隔 28 天。

Q24 您了解脊髓灰质炎吗?

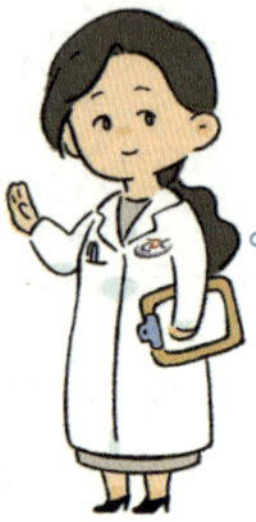

北京疾控提醒您

2000 年，世界卫生组织证实我国已经实现消灭脊髓灰质炎的目标。由于我国仍然存在脊髓灰质炎病毒的输入风险，儿童按时接种 4 剂次脊灰疫苗非常重要。

1 什么是脊髓灰质炎

“脊髓灰质炎”这个词，或许您比较陌生，但它的另一个称呼“小儿麻痹症”，您一定听说过。脊髓灰质炎，简称“脊灰”，是由脊髓灰质炎病毒引起的以肢体不对称麻痹为主要临床表现的肠道传染病。在没有疫苗使用前，该病广泛流行，导致的麻痹不可逆，严重危害儿童健康，是造成儿童肢体残疾的主要原因之一。

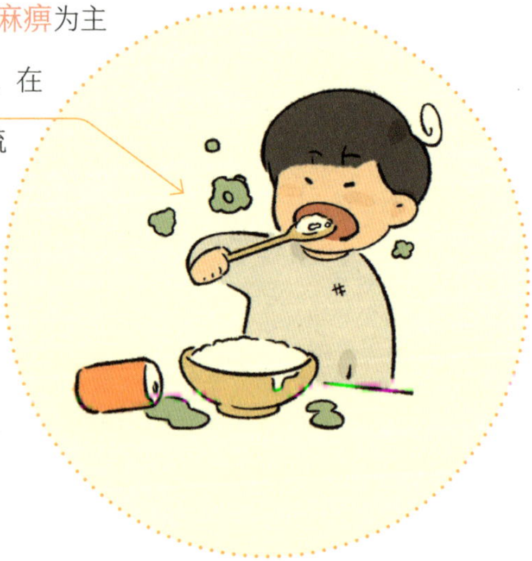

脊髓灰质炎，简称“脊灰”，是由脊髓灰质炎病毒引起的以肢体不对称麻痹为主要临床表现的肠道传染病。

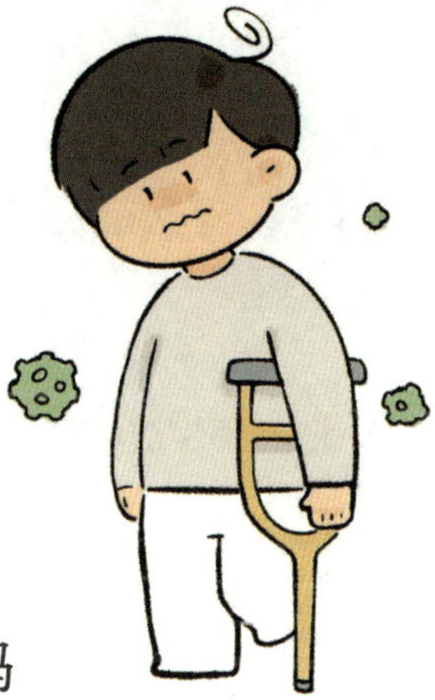

2 我国现在还有脊灰病例吗

我国于 20 世纪 60 年代开始使用脊灰疫苗，随着疫苗的推广和使用，以及消灭脊灰规划的实施，脊灰发病率急剧下降，1994 年 10 月以来，我国未再发现感染本土脊髓灰质炎野病毒的病例。2000 年，世界卫生组织证实我国实现了无脊灰目标。

虽然我国目前处于无脊灰状态，但由于全球尚未完成消灭脊灰的目标，我国仍然存在输入性疫情导致脊灰的风险，所以儿童仍然需要接种脊灰疫苗。

3 如何接种脊灰疫苗

从 2020 年 1 月 1 日起，我国脊灰疫苗常规免疫接种程序为 2 月龄、3 月龄各接种 1 剂脊灰灭活疫苗（IPV），4 月龄和 4 周岁各接种 1 剂二价脊灰减毒活疫苗（bOPV）。如果家长自愿选择为孩子全程接种 IPV 或含 IPV 成分的联合疫苗，可视为完成相应剂次的脊灰疫苗接种，4 岁可不再接种 bOPV。全程 IPV 的免疫程序为 2 月龄、3 月龄、4 月龄和 1.5 岁各接种 1 剂。

Q25 孩子反复咳嗽总不好，会不会是百日咳？

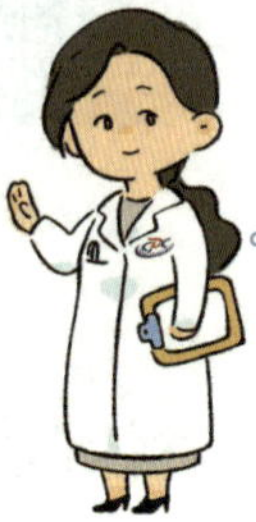

北京疾控提醒您

百日咳是由百日咳鲍特菌引起的急性呼吸道传染病，患者、隐性感染者及带菌者是唯一传染源。潜伏期一般为 7 ~ 14 天，潜伏期末即有传染性。针对呼吸道疾病的防控手段对预防和控制百日咳都是有效的。接种疫苗是预防百日咳最经济有效的手段。

1 百日咳是什么

百日咳是由百日咳鲍特菌引起的急性呼吸道传染病，传染性极强。在疫苗大规模应用前，百日咳是最常见的儿童疾病之一，也曾是全球婴幼儿死亡的重要原因之一。病初很像感冒，非典型病例可能无症状，或者仅有轻微咳嗽，有点低热。临床上以阵发性、痉挛性咳嗽，鸡鸣样吸气和吼声为特征。病程可长达 2 ~ 3 个月，故名“百日咳”。

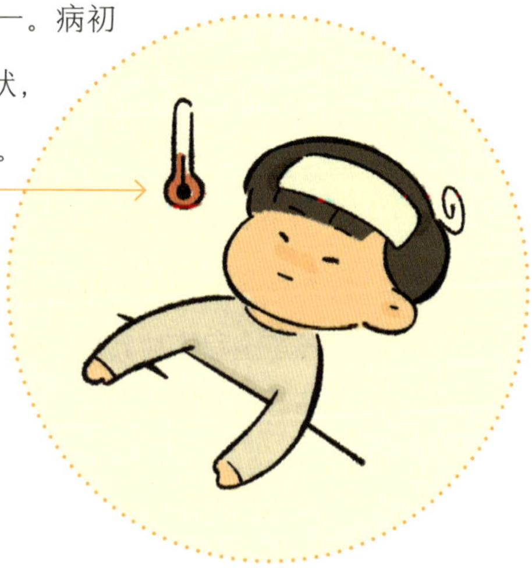

2 百日咳是怎么传染的

人是百日咳鲍特菌的唯一宿主，百日咳患者、隐性感染者及带菌者为本病的传染源。对婴幼儿来说，感染百日咳鲍特菌的父母或共同居住的人员，是其最主要的传染源。百日咳潜伏期为5～21天，一般为7～14天。一般认为，百日咳从潜伏期开始至发病后6周均有传染性，尤以潜伏期末到病后出现咳嗽症状的2～3周传染性最强。百日咳主要通过飞沫传播，如患者咳嗽、打喷嚏等将细菌播散到空气中，易感者吸入带菌的飞沫而被感染。

3 哪些人易得百日咳

人群对百日咳普遍易感，但婴幼儿更为敏感。由于不到免疫年龄或者免疫史不全、体弱等，1岁以下婴儿是百日咳发病的高风险人群，容易合并肺炎导致严重的后果。在百日咳疫苗广泛应用的国家，越来越多的百日咳病例在较大的儿童和成年人中被发现。由于青少年和成年人百日咳病例症状不典型，经常未被诊断，实际的发病数量可能远大于报告的病例数。近年来，在欧美等发达国家出现了百日咳再现的现象，百日咳发病出现反弹。无论接种百日咳疫苗还是自然感染百日咳，人体均不能产生终身免疫，也就是说人们可重复感染并且发病。

4 典型的百日咳是什么症状

百日咳在临床上以阵发性、痉挛性咳嗽，阵咳终末出现鸡鸣样尾声为特征。阵发性、痉挛性咳嗽发作时表现为频繁不间断的短咳，直至气竭后深长吸气。吸气时大量空气急速通过痉挛的声门，发出一种特殊音调的鸡鸣样的吸气声，如此多次，直至咳出黏稠痰液为止。

咳嗽剧烈时，可能出现大小便失禁，双手握拳屈肘，双眼圆睁，面红耳赤，涕泪交流，头向前倾，张口伸舌，唇色发绀，表情极其痛苦，呕吐后方告结束。奔跑、进食、受凉、烟熏、哭吵、检查咽部等刺激，均可诱发痉挛性咳嗽。发作前一般无明显预兆。轻者一日咳数次，重者一日数十次，以夜间为多。常见颜面及眼睑浮肿，阵咳剧烈时，可出现鼻出血、咯血及眼结膜下出血，甚至发生颅内出血。痉挛性咳嗽频繁者可影响睡眠，使患儿疲倦、不爱活动、食欲减退，加上呕吐、继发感染等，可导致营养障碍。如无继发感染的患儿一般体温正常，没有发热。

新生儿和小月龄婴儿常无典型的痉挛性咳嗽，由于声门狭窄，极易因黏稠分泌物阻塞而出现窒息、屏气、缺氧，甚至惊厥等症状，呼吸动作可停止在呼气期，心率先增快，继而减慢乃至停止。若不及时进行人工呼吸、给氧等积极抢救，可窒息死亡。

5 怎样减轻百日咳孩子的咳嗽

+ **做好呼吸道隔离，保持室内空气新鲜，温度及湿度适宜，避免诱发痉挛性咳嗽的因素出现。**不要关门闭窗。有的家长怕孩子着凉，把门窗关得严严的，其实这样并不好。百日咳的孩子由于频繁剧烈地咳嗽，易造成氧气不足，需要有较多的氧气补充，在室内要尽量保持空气新鲜流通。空气干燥时，适当增加湿度，可使用加湿器或用湿拖布擦地，保持室内湿度在 50% 左右。

+ **不要卧床不动**。有的家长以为活动会加重孩子咳嗽，这是一种误解。让孩子在空气新鲜的地方适当做些活动往往会减轻咳嗽，但要避免疲劳过度。百日咳病期长，对孩子的身体消耗很大，所以既不可不让孩子活动，又不可放纵不管，要让孩子有足够的营养及休息，所以活动必须适度。
+ **避免烟尘刺激**。家中如有吸烟的人，在孩子病期最好不要吸烟，或到户外吸烟。此外，生炉子、炒菜时，让孩子避开油烟。
+ **避免和有其他疾病的孩子接触**。这样做是为了避免感染或引起别的并发症，因为患者此时抵抗力和免疫力都比较低下。
+ **避免过多刺激**。进食、喂药等尽可能安排在同一时间，不要让孩子吃得过饱，进食后注意拍嗝，防止孩子呕吐、误吸。

6 如何接种疫苗预防百日咳

目前，北京市预防百日咳的疫苗为无细胞百白破疫苗（百日咳白喉破伤风联合疫苗）。其接种年龄为 3 月龄、4 月龄和 5 月龄各接种 1 剂，为基础免疫；1.5 岁再接种 1 剂，为加强免疫。如儿童已按疫苗说明书接种含百日咳疫苗成分的其他联合疫苗，可视为完成相应剂次接种。3 月龄 ~5 周岁未完成百白破疫苗规定剂次接种的儿童，需补种未完成的剂次，前 3 剂每剂间隔不少于 28 天，第 4 剂与第 3 剂间隔不少于 6 个月。

Q26 您了解白喉吗？

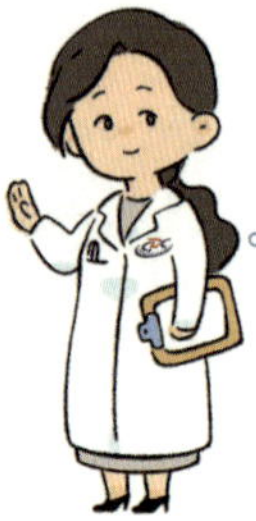

北京疾控提醒您

白喉是由白喉棒状杆菌引起的急性呼吸道传染病。患者和带菌者是唯一的传染源，潜伏期一般为 1～7 天，潜伏期末即有传染性。针对呼吸道疾病的防控手段对预防和控制白喉都有效。接种疫苗是预防白喉最经济有效的手段。

1 白喉是什么

白喉是由白喉棒状杆菌感染所致的急性呼吸道传染病。白喉可分为呼吸道白喉（包括咽白喉、喉白喉、鼻白喉等，其中咽白喉占全部白喉的 80%）和其他部位白喉（如皮肤、眼结膜、耳、外阴、新生儿脐部、食管等处白喉）。

呼吸道白喉临床特征和表现包括咽、喉等局部假膜的形成及白喉外毒素所致的全身中毒症状，严重者可并发心肌炎及周围神经麻痹。

其他部位白喉均有局部炎症、假膜形成，全身症状较轻，但在疾病传播上有重要意义。

2 白喉是怎么传染的

白喉棒状杆菌仅侵袭人类，患者和带菌者是唯一传染源。最常见的传播方式是呼吸道飞沫传播，也可经患者触碰过的食物、玩具等物品间接传播。其他部位白喉的传播方式包括直接接触患者皮肤、患者患处或其感染的分泌物。外伤性感染主要是通过破损的皮肤或呼吸道以外的黏膜感染的。从感染白喉棒状杆菌到发病这段时间被称为“白喉的潜伏期”，潜伏期一般为1~7天，多为2~4天。患者在潜伏期末即开始从呼吸道分泌物中向外排菌，具有传染性，直到产毒的白喉棒状杆菌从排出物或破损处消失为止，这段时间通常不超过2周，极少超过4周。

3 哪些人会得白喉

人群对白喉普遍易感。白喉棒状杆菌主要侵袭15岁以下无白喉疫苗免疫史的儿童，无免疫史的成年人也常被侵袭。新生儿可经胎盘及母乳获得免疫力，抗体水平在孩子出生3个月后明显下降，1岁后基本消失。随着儿童常规接种白喉疫苗，白喉患者的年龄分布向大年龄推移，并呈高度散发态势。

4 如何预防白喉

白喉是急性呼吸道传染病，因此针对呼吸道疾病传播的防控手段对白喉都有效，包括勤洗手、戴口罩、开窗通风等。另外，白喉是可以通过接种疫苗预防的，疫苗接种是预防白喉最安全、最有效、最经济的措施。

5 如何接种疫苗预防白喉

目前，北京市预防白喉的疫苗包括无细胞百白破疫苗（百日咳白喉破伤风联合疫苗）和白破疫苗（白喉破伤风联合疫苗）。其中无细胞百白破疫苗的接种年龄为 3 月龄、4 月龄、5 月龄和 1.5 岁，各接种 1 剂；白破疫苗的接种年龄为 6 岁。这两种疫苗在北京市的接种率一直很高，因此北京市儿童及青少年发生白喉的风险较低。

截至 2023 年，北京市已连续 28 年未报告白喉病例。

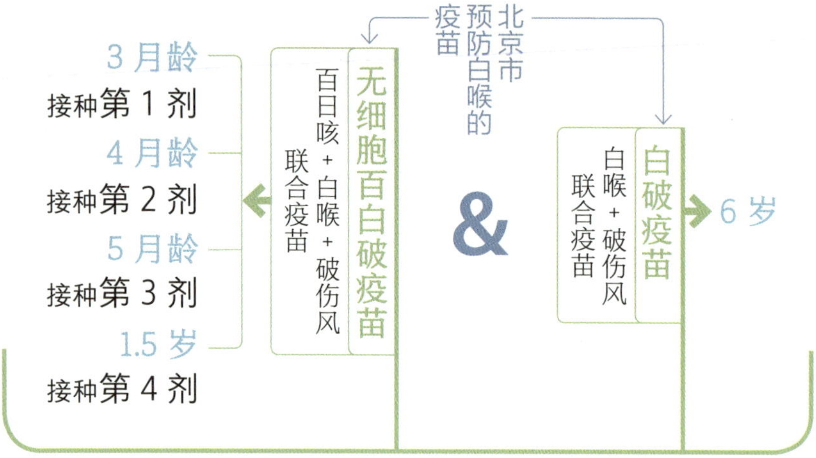

6 去有白喉疫情的国家或地区需要注意什么

如果前往有白喉疫情的国家或地区，请提前了解当地的白喉疫情情况，尽量避免前往疫情高发地区及人员密集场所，注意个人防护。如果在当地出现疑似白喉症状，应立即前往正规医院治疗。

从有白喉疫情的国家或地区回国后，如果出现疑似白喉的相关症状，应立即前往正规医院就诊，建议到专门的传染病医院，并向医生说明旅居史。在确诊为白喉病例后，应按照要求进行隔离治疗。

Q27 新生儿面临的第一个考验——破伤风，您了解多少？

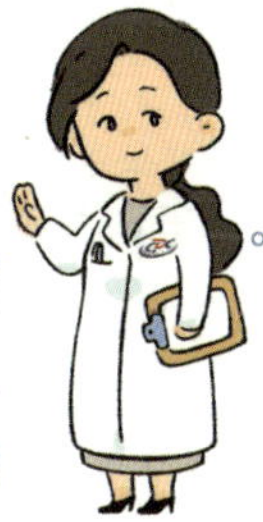

北京疾控提醒您

新生儿破伤风是由破伤风梭状芽胞杆菌（简称“破伤风梭菌”）引起的严重感染性疾病。不洁的接生方式是导致本病的主要原因。该病潜伏期一般为 7~14 天，最短 1~2 天。我国通过提高住院分娩率和育龄妇女破伤风疫苗接种等策略，在 2012 年 10 月 30 日经世界卫生组织证实，消除了新生儿破伤风。

1 新生儿破伤风是什么

新生儿出生时，破伤风梭菌经脐带侵入体内而引起的急性感染性疾病，主要表现为牙关紧闭和全身肌肉强直性痉挛，病死率高。一般在新生儿出生后 4～7 天发病，故俗称“四六风”“七日风”“脐风”。随着我国城乡新法接生技术的推广和医疗水平的提升，新生儿破伤风发病率已明显降低。2012 年 10 月 30 日，世界卫生组织宣布我国消除了新生儿破伤风。

2 新生儿破伤风是怎么引起的

新生儿破伤风发病的主要原因是接生时用被破伤风梭菌污染的剪刀、线绳、纱布进行断脐、结扎及包扎脐带残端，或新生儿出生后不注意脐部的清洁和消毒，致使破伤风梭菌从脐带残端侵入，并在包扎造成的厌氧环境下生长繁殖，产生嗜神经外毒素，引起其全身肌肉强直性痉挛。在出生 28 天内感染破伤风梭菌且发病的都称为“新生儿破伤风”。

3 新生儿破伤风有什么症状

新生儿患破伤风后，最先出现的症状是口不能张大，导致乳头不易塞入口中，爱哭闹。随后患儿牙关紧闭，面部肌肉紧张，口角外牵，呈苦笑面容；上肢屈曲，下肢伸直，呈角弓反张状，肌肉持续收缩并伴发作性、强直性痉挛，但神志清楚。喉肌和呼吸肌痉挛可引起窒息，膀胱和直肠括约肌痉挛可致尿潴留和便秘；肌肉痉挛可致体温升高，常并发肺炎和败血症。经合理治疗，1～4 周后患儿痉挛逐渐减轻，能吮乳，完全恢复需要 2～3 个月。

4 破伤风梭菌容易被杀灭吗

破伤风梭菌在自然界分布极广，存在于人及家畜的肠道中，随粪便排出而污染土壤，土壤被污染后，细菌变成芽胞可存活数年，故破伤风存在着广泛的感染来源。破伤风梭菌在厌氧环境下繁殖，形成繁殖体并产生毒素，繁殖体与一般细菌的抵抗力无太大差别，一般方法即可被杀灭。环境条件不利时，破伤风梭菌可生成鼓槌状芽胞，对高温和防腐剂有很强的抵抗力。破伤风梭菌在 75 ~ 80℃ 的高温下 10 分钟后仍保持活力；在 100℃ 的高温下 1 小时可被破坏。破伤风梭菌在含 2% 过氧化氢的溶液中可生存 24 小时，在阳光照射下可生存 18 天以上，在阴暗处，特别在泥土中可生存多年。

5 自然感染后还会再感染破伤风吗

破伤风梭菌能产生破伤风痉挛毒素，是引起破伤风的主要致病物质。破伤风痉挛毒素属于神经毒素，毒性极强，不足 1 微克即可使人死亡。破伤风自然感染的剂量可致发病，但不足以使身体产生保护性抗体，故患过新生儿破伤风的患儿，恢复后如果没接种过破伤风疫苗，可能再次感染。

6 如何接种疫苗预防破伤风

目前，北京市免疫规划疫苗中预防破伤风的疫苗有无细胞百白破疫苗（百日咳白喉破伤风联合疫苗）和白破疫苗（白喉破伤风联合疫苗）。其中无细胞百白破疫苗的接种年龄为 3 月龄、4 月龄、5 月龄和 1.5 岁各接种 1 剂；白破疫苗的接种年龄为 6 岁。两种疫苗的接种率一直很高，因此北京市儿童及青少年发生破伤风的风险较低。还有一类专门的破伤风疫苗，用于外伤后处置伤口时符合条件的人员接种。

以上的破伤风免疫程序对新生儿破伤风的预防效果有限，我国是通过提高住院分娩率和育龄妇女破伤风疫苗接种等措施，消除了新生儿患破伤风的风险。

Q28 流脑严重吗？如何防控？

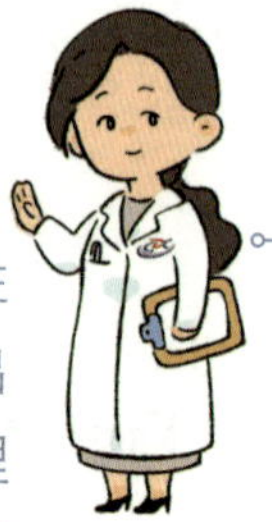

北京疾控提醒您

流脑是由脑膜炎奈瑟菌引起的一种化脓性脑膜炎，隐性感染率高，人群感染后仅约 1% 出现典型临床症状。普通型流脑如及时诊断，合理治疗，则预后良好；暴发型流脑病死率较高；婴幼儿及老年人预后较差。接种疫苗是预防流脑的主要措施。

1 什么是流脑

流脑的全称是“流行性脑脊髓膜炎”，是由脑膜炎奈瑟菌引起的急性化脓性脑膜炎。脑膜炎奈瑟菌根据荚膜多糖抗原的不同分为 A、B、C、Y、W135 等 13 个血清群，血清群间没有持久的交叉免疫。冬春季节是我国流脑的发病高峰，全年均可出现散发病例。

2 流脑的传播途径有哪些

流脑主要是通过咳嗽、打喷嚏等动作产生的呼吸道飞沫进行传播的，因病原体的外界生存能力较弱，间接传播的机会很少。但密切接触，比如同睡、拥抱、亲吻、哺乳等，易导致 2 岁以下婴幼儿发病。

3 流脑有哪些症状

流脑的隐性感染率高，60% ~ 70% 为无症状带菌者，约 30% 表现为上呼吸道感染或皮肤黏膜出血症状，仅约 1% 为典型流脑病人。感染流脑后最初表现为低热、咽痛等类似呼吸道感染的症状，随后出现高热、剧烈头痛、频繁呕吐、皮肤黏膜瘀点或瘀斑，部分患者出现颈强直等脑膜刺激征。重症患者可能出现败血症休克和脑实质损害，出现循环衰竭、面色苍白、肢端发绀、血压下降、尿量减少、昏迷、颅内压升高、脑疝等症状，常危及生命。

4 我们应该如何预防流脑

通过接种疫苗，我国流脑发病率已降至较低水平。流脑的传染性比流感弱得多，可通过接种疫苗，保持空气流通，必要时预防性服药，等等，有效防控流脑。

+ 按预防接种人员提示，及时接种流脑疫苗。
+ 尽量不带儿童到拥挤的环境，尤其是通风不良的公共场所。
+ 勤洗手，咳嗽、打喷嚏时应遮住口鼻。
+ 均衡饮食，避免吸烟，适度运动，充足睡眠，以增强抵抗力。
+ 保持室内空气流通，冬季也应定时开窗通风。
+ 密切接触过流脑患者的人，应按医务人员建议进行预防性服药。

5 流脑疫苗有哪些种类

我国的免疫规划流脑疫苗有 A 群流脑多糖疫苗和 A 群 C 群流脑多糖疫苗，是免费接种的。

非免疫规划疫苗有 A 群 C 群脑膜炎球菌多糖结合疫苗、ACYW135 群脑膜炎球菌多糖疫苗、ACYW135 群脑膜炎球菌多糖结合疫苗，是知情自愿接种的。

6 您了解流脑疫苗的接种禁忌吗

不同的流脑疫苗的接种禁忌有所不同。以下情形所有流脑疫苗都不应接种。

+ 对疫苗中任何成分过敏者或先前接种该疫苗过敏者，不应接种。
+ 患有脑病、未控制的癫痫和其他进行性神经系统疾病等患者，不应接种。
+ 中度或重症的急性疾病患者，无论是否发热，均不应接种。

7 接种了流脑疫苗还会患病吗

过去我国 90% 以上的病例是 A 群流脑，个别省份曾有 C 群引起的流脑暴发疫情。随着流脑疫苗的应用，目前我国流脑疫情已经得到有效控制，处于极低发病水平，但仍有散发病例出现。

接种流脑疫苗可以刺激人体产生抗脑膜炎奈瑟菌的免疫力，这种免疫力只对疫苗所含血清群的病原菌有效，但是任何疫苗的保护效果都不能达到100%，因此部分人接种后可能仍会因感染疫苗所针对的血清群的脑膜炎奈瑟菌而发病，这种现象的发生与疫苗本身的特性和受种者的个人体质有关。另外，接种疫苗不能预防其他血清群脑膜炎奈瑟菌的感染。

8 出国旅行、留学或工作等需要接种流脑疫苗吗

到流脑流行的地区或正在暴发流脑疫情的地区旅行、留学或工作的人群，出发前应接种流脑疫苗，美国、英国、沙特阿拉伯、澳大利亚等国家要求需接种完ACYW135群脑膜炎球菌多糖结合疫苗者方可入境。

Q29 如何防控麻疹？

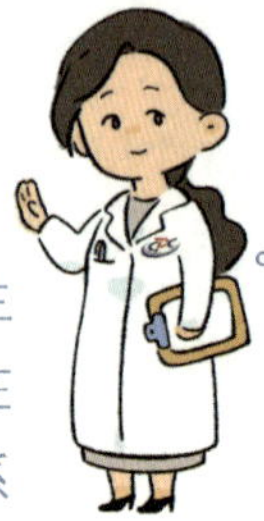

北京疾控提醒您

麻疹是一种常见的呼吸道传染病。世界卫生组织在 2012 年提出消除麻疹的目标，全球正在努力实现这个目标。近年来，北京市麻疹监测系统运转良好，麻疹发病处于较低水平。大家要积极接种疫苗，出现发热、皮疹等症状应尽快就医。

有些父母认为麻疹只是小病，很多人都得过麻疹，常见的症状有高热、皮疹、咳嗽、流涕、眼睛发红和流泪等，几天后就会痊愈。但是应注意，尽管有安全、有效的疫苗，麻疹仍然是全球幼儿死亡的重要原因。

因为除了上述症状，麻疹还有可能出现严重的并发症，尤其是 5 岁以下的儿童，得了麻疹可能会出现肺炎、脑炎等严重的并发症。即使是医疗技术先进的现在，每千名麻疹患者中仍有 1~3 例死亡。

1 北京市有关麻疹的情况

近年来，北京市麻疹的发病率较为平稳。为保护公众健康，北京市为儿童和 40 岁及以下外来务工人员免费接种麻疹流行性腮腺炎风疹联合减毒活疫苗（简称“麻腮风疫苗”）。其他人想要接种麻腮风疫苗，可前往预防接种门诊知情自愿接种。

2 日常注意事项

● 增强自我防护

麻疹是呼吸道传染病，麻疹病毒的传播能力很强，在人员拥挤、空气不流通的环境中更容易实现传播。因此公众特别是儿童需要增强自我防护，注意佩戴口罩，尽量减少到人多拥挤、空气流通不畅的公共场所活动。

● 就医须戴口罩

麻疹的传染性非常强，当感染者咳嗽或打喷嚏时，麻疹病毒会通过空气传播。一个人感染麻疹病毒后，如果不加以隔离，周围90% 的易感者也会被感染，到医院就诊的患者，进入诊疗场所时应该佩戴口罩。

● 按时接种疫苗

按时接种疫苗是保护儿童健康的关键，因此家长务必按照预约时间带孩子接种麻腮风疫苗。目前北京市麻腮风疫苗接种的程序是孩子 8 月龄、1.5 岁、6 岁分别接种 1 剂。麻腮风疫苗非常有效，1 剂次疫苗预防麻疹的有效率约为 93%，2 剂次的有效率可达 97%。

● 查漏补种很重要

有的孩子因为各种原因没有及时接种疫苗，家长应尽快带孩子到接种门诊补种，特别是在入托、入学或转学查验预防接种证发现漏种时，应及时补种。

有以下症状尽快就医

如果发现自己或孩子出现发热、咳嗽等症状，且在耳后、颈部、躯干、四肢等部位出现红色皮疹时，要尽快到医院诊治，并戴上口罩。

如果被诊断为麻疹，应根据医嘱住院或居家隔离休息和治疗，防止将病毒传染给他人。

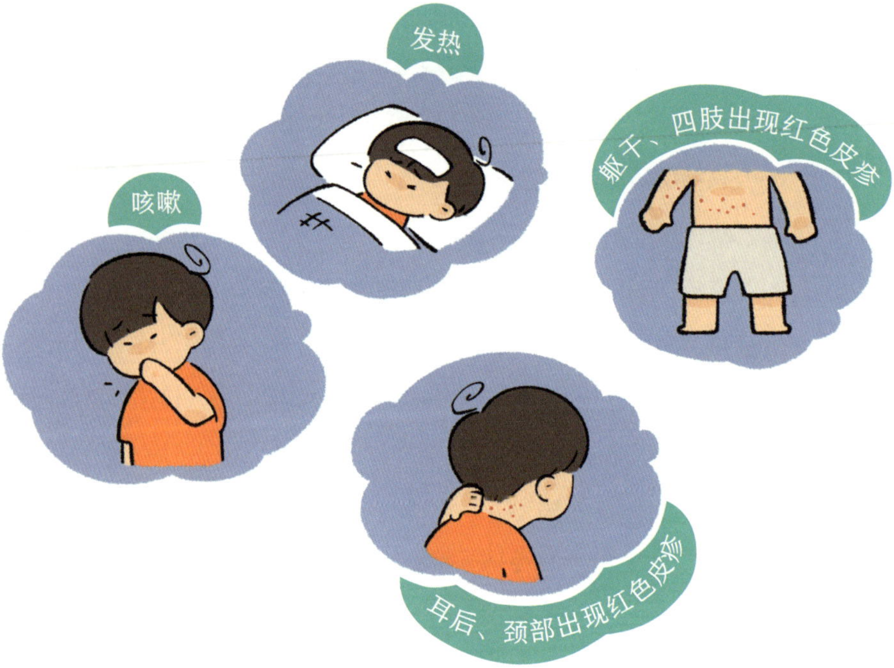

出国要注意防护

前往麻疹流行的地区出差、旅游，要注意个人防护，未患过麻疹且没有接种过含麻疹成分疫苗的人存在被感染的风险，一定要及时接种含麻疹成分的疫苗。由于身体需要时间来产生保护性抗体，应该在出发前接种含麻疹成分的疫苗。

Q30 危害胎儿的风疹，您知道吗？

北京疾控提醒您

风疹是一种常见的呼吸道传染病，风疹病毒除了引起儿童、成人患病，还可导致胎儿死亡或者先天性出生缺陷，因此准妈妈们要特别注意预防风疹，积极接种疫苗。

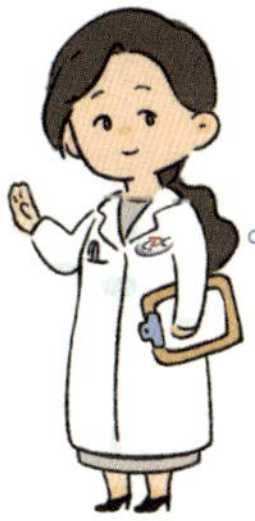

1 什么是风疹

风疹是由风疹病毒引起的呼吸道传染病，人群普遍易感。感染病毒后，早期出现发热、咳嗽等症状，之后面部首先出现浅红色斑丘疹，然后迅速遍及全身，同时耳后、枕部还会出现淋巴结肿大。一年四季均可发生，以冬春季发病为多，易感人群年龄以1～5岁为主，故风疹多见于学龄前儿童。儿童患病时通常病情较轻，病程较短。孕妇在怀孕早期感染风疹病毒后，虽然临床症状轻微，但病毒可通过胎血屏障感染胎儿，导致胎儿死亡或者先天性出生缺陷，如先天性心脏病、白内障、耳聋等，即先天性风疹综合征。因此，育龄期女性须高度重视新生儿先天性风疹综合征的预防。

2 接种疫苗

接种疫苗是预防风疹最有效的措施，北京市已将含风疹成分的疫苗纳入免疫规划，即为 8 月龄、1.5 岁和 6 岁儿童各免费接种 1 剂麻腮风疫苗。随着儿童疫苗接种率的提高，儿童风疹的发病率也已经大幅降低，而成人特别是育龄期女性，已逐渐成为风疹病毒的主要感染群体。

为了避免风疹病毒的感染，须注意以下几点。

+ 未按照免疫程序接种疫苗的适龄儿童应尽早去当地的预防接种门诊接种；既往疫苗接种史不详的成人，也建议接种 1 剂含风疹成分的疫苗。
+ 建议育龄期女性咨询当地医疗机构，检测风疹抗体。无抗体者可在居住地所属的预防接种单位知情自愿接种 1 剂麻腮风疫苗。孕妇禁止接种麻腮风疫苗，因此受种者接种疫苗后 3 个月内禁止怀孕。
+ 未接种过疫苗的儿童、成人尽量少去人员聚集的公共场所，孕妇避免与风疹患者接触。
+ 如果出现发热、皮疹等症状，应及时去医院就诊，被诊断为风疹后，应避免与周围人接触。
+ 室内经常开窗通风，每日 2 ~ 3 次，每次至少 30 分钟，保持室内空气流通。

Q31 流行性腮腺炎是怎么回事？

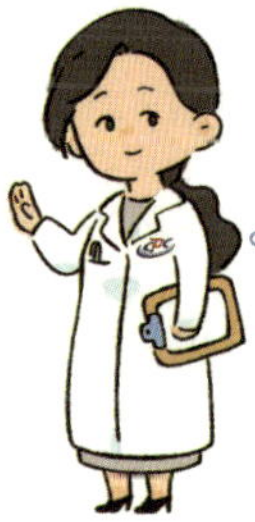

北京疾控提醒您

流行性腮腺炎是由腮腺炎病毒引起的急性呼吸道传染病。患者和隐性感染者是主要传染源。潜伏期一般为 2～4 周，腮肿前 7 天至肿大后 2 周时间内具有传染性。针对呼吸道疾病的防控手段对预防和控制流行性腮腺炎都是有效的。接种疫苗是预防流行性腮腺炎最经济有效的手段。

1 什么是流行性腮腺炎

流行性腮腺炎，简称“流腮”，也有“猪头疯”“蛤蟆瘟”“对耳风”等俗称。流行性腮腺炎是由腮腺炎病毒引起的急性呼吸道传染病，这种病毒可攻击各种腺体组织或神经系统及肝、肾、心脏、关节等器官。流行性腮腺炎是儿童和青少年中常见的呼吸道传染病，多见于 15 岁以下人群，在托幼机构、学校等儿童和青少年集中的地方易暴发流行，亦可见于成人。

2 流行性腮腺炎是怎么传染的

人是腮腺炎病毒唯一的宿主。早期患者及隐性感染者是流行性腮腺炎的主要传染源。腮腺炎病毒主要通过飞沫经呼吸道传播，也能通过接触被病毒污染的物品传播。妊娠早期，腮腺炎病毒可经胎盘传至胚胎，导致胎儿发育畸形。流行性腮腺炎的潜伏期一般为2～4周，平均潜伏期为16～18天。患者在腮腺肿大前7天至肿大后2周时间内具有传染性，可从唾液中分离出病毒。由于病例传染期较长，甚至在临床症状恢复时仍有一定传染性，因此当儿童和青少年集中的机构发生疫情时，病例应隔离至腮肿消失，即约发病后21天。

3 哪些人易得流行性腮腺炎

人群对腮腺炎病毒普遍易感。人体自然感染后一般可获得较持久的免疫力，再次感染的情况极为罕见。由于1岁以内的婴儿体内尚有经胎盘获得的抗腮腺炎病毒的特异性抗体，同时成人中约80%曾因显性或隐性感染而在体内存在一定的抗体，所以约90%病例为1～15岁的儿童和青少年。

4 流行性腮腺炎有哪些症状

流行性腮腺炎以腮腺肿大、腮腺非化脓性炎症等为主要临床症状，少部分人有发热、头痛、乏力、食欲缺乏等前驱症状。发病1～2天后出现颧骨弓或耳部疼痛，然后腮腺肿大，体温可上升至40℃。

腮腺肿大以耳垂为中心，向前、后、下发展，使下颌骨边缘不清。覆盖于腮腺上的皮下软组织水肿使得局部皮肤发亮，肿痛明显，有轻度触痛及感觉过敏；表面灼热，但多不发红；因唾液腺管的阻塞，当进食酸性食物促使唾液分泌时疼痛加剧。腮腺肿大 2～3 天达高峰，持续 4～5 天后逐渐消退。通常一侧腮腺先肿大，1～4 天后另一侧也肿大，双侧腮腺肿大者约占 75%。腮腺管口早期常有红肿。有时其他唾液腺也会受影响，如颌下腺、舌下腺，表现为颈前肿胀或出现吞咽困难。

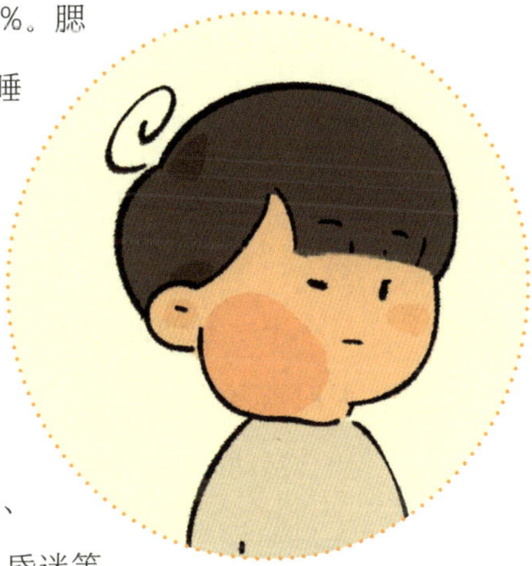

目前没有针对腮腺炎病毒的特效药，但预后一般良好。并发脑膜脑炎或脑炎者，常有高热、谵妄（急性脑综合征）、抽搐、昏迷等症状，重症者可致死亡。其他并发症如睾丸炎、卵巢炎、胰腺炎、心肌炎、乳腺炎和甲状腺炎等，亦可在患腮腺炎前后发生。自从含流行性腮腺炎成分的疫苗大规模使用后，并发症明显减少。

5 如何接种疫苗预防流行性腮腺炎

目前，北京市预防流行性腮腺炎的疫苗为麻腮风疫苗，包含麻疹、流行性腮腺炎、风疹抗原，可以同时预防这三种疾病。目前，北京市接种麻腮风疫苗的免疫程序为 8 月龄、 1.5 岁和 6 岁各接种

1剂，共3剂。

随着北京市含流行性腮腺炎成分疫苗的接种，儿童及青少年流行性腮腺炎的发病率进一步降低。

6 托幼机构或学校发生流行性腮腺炎后该怎么做

加强传染源的管理。早发现患者，早进行呼吸道隔离，隔离期一般认为应该从发病到腮腺肿胀完全消退为止（约为发病后21天）。待痊愈后方可入托、入学。

对患者所在班级的老师和同学或适当范围的人群医学观察30天，接触者每天可用淡盐水漱口，在室内进行通风换气，做湿式打扫，托幼机构、学校应严格落实晨午检制度，尽早发现病例，及时隔离治疗。在观察期不接收或转出人员，减少或禁止组织大型聚会活动。由于腮腺炎病毒对外界的各种物理因素抵抗力较弱，故无须终末消毒，但被患者鼻、咽部分泌物污染的物品须随时消毒。

对于20岁以下的密切接触者，凡5年内没有接种过含流行性腮腺炎成分的疫苗，且未患过流行性腮腺炎者均应进行麻腮风疫苗应急接种。

组织开展多种形式的健康教育，向公众宣传预防流行性腮腺炎的措施，使公众了解流行性腮腺炎的危害、传播途径与预防方法，鼓励自觉接种疫苗。对所辖区域内的托幼机构、学校等集体单位定期开展传染病疫情报告培训和防病知识宣传。

Q32

夏秋季如何警惕蚊子传播的疾病——流行性乙型脑炎？

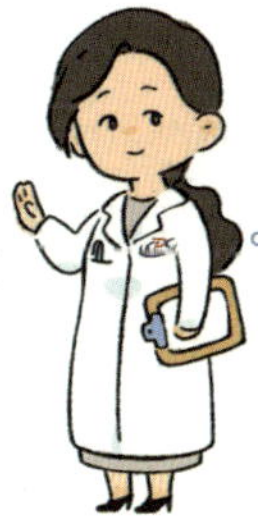

北京疾控提醒您

流行性乙型脑炎，简称“乙脑”。乙脑主要经蚊子传播，猪是主要的传染源。它多在夏季和秋季流行，临床表现以高热、意识障碍、抽搐为主，病死率和致残率较高。接种乙脑疫苗可有效地预防乙脑的发病，所以家长一定要带孩子及时接种！

乙脑病例主要分布在亚洲地区，我国除新疆、西藏和青海外，其他地区均存在乙脑病毒传播的风险。

1 在我国乙脑病毒的传播媒介主要是三带喙库蚊

乙脑病毒主要经蚊子传播，在我国主要的传播媒介为三带喙库蚊。三带喙库蚊通过叮咬感染乙脑病毒的家畜后再叮咬人，导致病毒侵入人体。猪等家畜为乙脑的主要传染源。

2 流行季节在夏秋季

乙脑发病具有明显的季节性，流行季节和三带喙库蚊出现的时间一致，北京市乙脑病例多集中在每年 7—9 月。

3 临床表现以高热、意识障碍、抽搐为主

人群对乙脑病毒普遍易感，乙脑潜伏期为 4～21 天，感染后大多数人无症状或症状很轻，少数人呈现典型的症状，如高热、意识障碍、抽搐等脑实质受损的症状。乙脑的病死率和致残率较高，是亚洲儿童神经系统病毒感染和致残的首要病因。

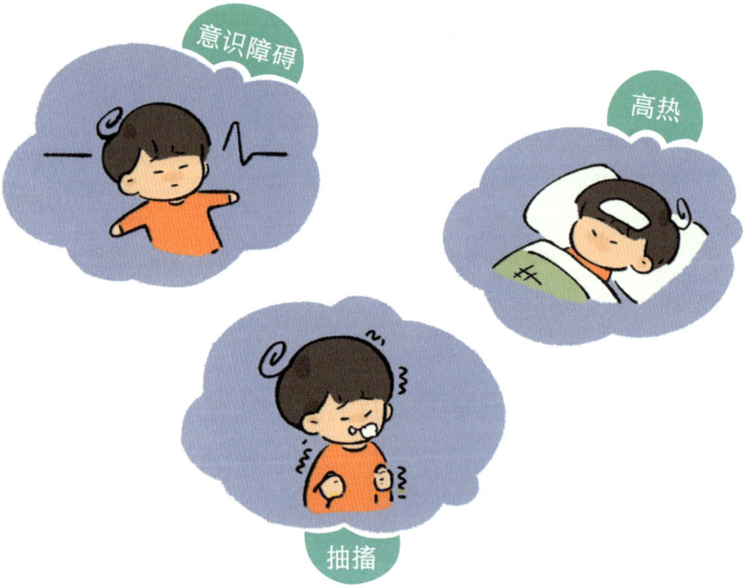

治疗乙脑无特效抗病毒药物，目前的治疗方案为积极采取对症治疗及支持治疗，患者应住院治疗，密切观察病情变化，以便医生及时处理危重症状，从而降低病死率及防止后遗症的发生。

4 乙脑疫苗的应用显著降低了乙脑的发病率

随着乙脑疫苗的使用、免疫规划的扩大、社会经济的发展及卫生条件的改善等，我国乙脑的预防控制取得了显著成绩，乙脑的发病率持续下降。

5 发病人群多无乙脑疫苗免疫史

目前，北京市乙脑的发病主要以无乙脑疫苗免疫史的成人、散发为主，发病率维持在历史最低水平 。

近年来，部分既往乙脑低流行的北方地区出现了以成人为主的乙脑流行，分析原因为北方低流行地区此前未接种乙脑疫苗也未获自然感染的部分成人处于易感状态，若当地气候、降水，以及猪、牛等家畜饲养环境因素变化，形成了有利于乙脑病毒通过蚊子传播的条件，则这部分易感成人被携带病毒的库蚊（主要为三带喙库蚊）叮咬即可能罹患乙脑。

6 控制乙脑，要积极开展防蚊、灭蚊工作

在乙脑流行季节要积极开展防蚊、灭蚊工作，避免蚊虫滋生。

要及时清除生活区周围的小型积水容器，翻盆倒罐加盖，填平洼地，消除积水；建议居民安装纱门、纱窗，使用蚊帐、蚊香；穿浅色长袖衣裤，身体裸露处使用防蚊药剂等措施避免蚊虫叮咬；保持畜舍、禽舍卫生，有条件的地方可定期对畜舍、禽舍进行滞留喷洒等处理，以更好地消杀灭蚊。

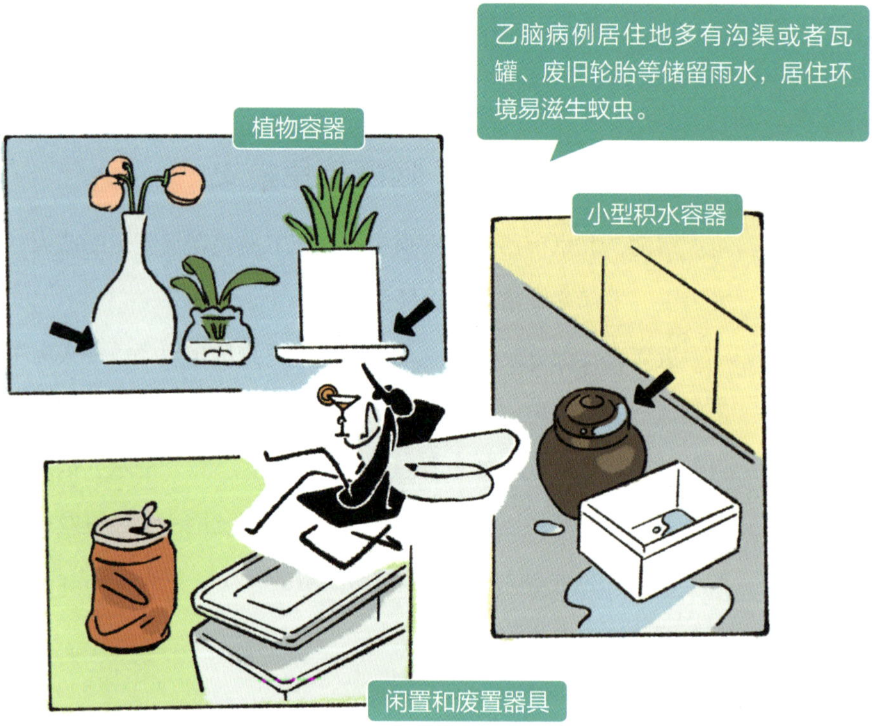

Q33

如何预防甲肝？

北京疾控提醒您

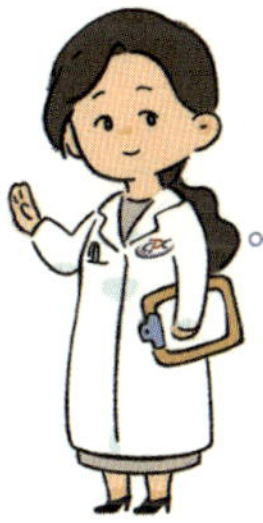

甲肝是由甲肝病毒感染引起的、以肝脏坏死性炎症为特征的传染性疾病，主要通过粪口途径传播，比如摄入由甲肝病毒感染者粪便污染的食物或水。接种甲肝疫苗是预防甲肝的有效手段。

1 什么是甲肝

甲型病毒性肝炎（简称“甲肝”）是由甲肝病毒感染引起的、以肝脏坏死性炎症为特征的传染性疾病，主要通过粪口途径传播，比如摄入由甲肝病毒感染者粪便污染的食物或水。人群对甲肝病毒普遍易感，感染后可获得持久的免疫力。

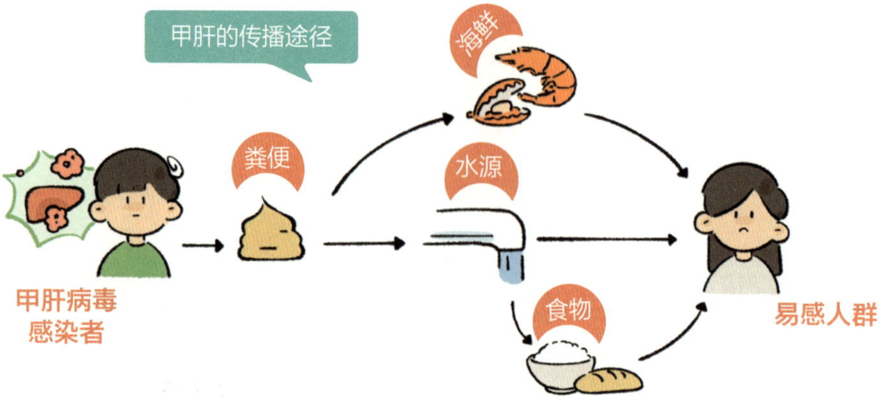

2 甲肝传入北京市的风险

1994 年起，北京市将甲肝疫苗纳入儿童计划免疫管理，接种者需要自付疫苗费用。2008 年，北京市将甲肝疫苗纳入儿童计划免疫，与国家适龄儿童的免疫程序中的接种甲肝减毒活疫苗不同，北京市适龄儿童会在 1.5 岁和 2 岁免费接种 2 剂次甲肝灭活疫苗。

成人可视情况选择甲肝疫苗并知情自愿接种，接种门诊及地址可登录北京市疾病预防控制中心网站和“首都疫苗服务”App 查询。

2014 年，北京市肝炎血清流行病学调查结果显示，北京市全人群甲肝抗体阳性率已经达到 81.86%。疾病监测显示，自 2009 年以来，北京市甲肝报告发病率持续维持在 1/10 万以下。

综合以上数据，北京市已是甲肝低流行地区。

3 接种甲肝疫苗

如果患了甲肝，可能会出现恶心、呕吐、腹泻、乏力、食欲减退、肝区痛、小便黄和腹胀等症状。如果从甲肝疫区回国人员发现以上症状，请及时就医，并告知医生自己的旅居史。

发现甲肝病人应由医院报告当地的疾病预防控制中心，并及时采取有效措施隔离传染源，切断传播途径，保护易感人群，控制传染病的流行。早期报告对控制疫情具有非常重要的意义。

根据生产工艺的不同，目前我们使用的甲肝疫苗有减毒活疫苗和灭活疫苗两种，它们都是将甲肝病毒毒株接种于人的二倍体细胞，经过培养繁殖、提纯和吸附等工序制成疫苗。甲肝减毒活疫苗接种 1 剂次；甲肝灭活疫苗接种 2 剂次，间隔为 6 个月。

温馨提示

如果前往甲肝疫区，请注意个人卫生，加强防范。

★保障食品安全，不吃不洁食物，加强饮水消毒，不饮用生水。食品要高温加热，一般情况下，加热100℃一分钟就可使甲肝病毒失去活性。杜绝生吃、半生吃及腌制后直接食用螺蛳、贝壳、螃蟹等水产品，尤其是能富集甲肝病毒的毛蚶等。

★养成良好的卫生习惯，严防“病从口入”，饭前便后注意用肥皂及洁净水洗手。

★接种甲肝疫苗。提倡所有儿童接种甲肝疫苗；成人如果要进入高危地区或接触高危人群，应提前一个月接种甲肝疫苗。

Q34 如何远离校园水痘？

北京疾控提醒您

水痘是由水痘－带状疱疹病毒引起的急性传染病，因传染性强，容易在校园发生和传播，接种2剂水痘疫苗是预防水痘最有效的措施。

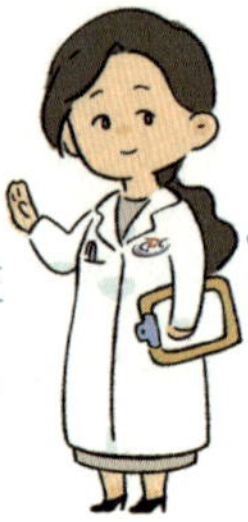

1 什么是水痘

水痘是由水痘－带状疱疹病毒原发感染引起的发热出疹性疾病。水痘传染性强，发病前1～2天至皮疹完全结痂为止均有传染性，主要经接触疱疹液和呼吸道飞沫传播，比如咳嗽、打喷嚏等，也可通过被病毒污染的用具传播，如玩具、文具、门把手等。温带地区水痘流行高峰多在冬春季。

2 水痘在儿童期多见

儿童普遍对水痘易感，在水痘疫苗应用前几乎所有儿童在成年前均会感染并发生水痘。患水痘后先出现发热、身体不适等前驱症状，随后出现皮疹，皮疹从头部和躯干逐渐波及四肢，初始为红色斑丘疹，随后变为椭圆形水滴样疱疹，伴剧烈瘙痒。皮疹可分批出现，病程中在同一部位可见斑丘疹、水疱和结痂同时存在。如未出现并发症，一般可在两周左右痊愈。成人也可能罹患水痘，症状较儿童严重。

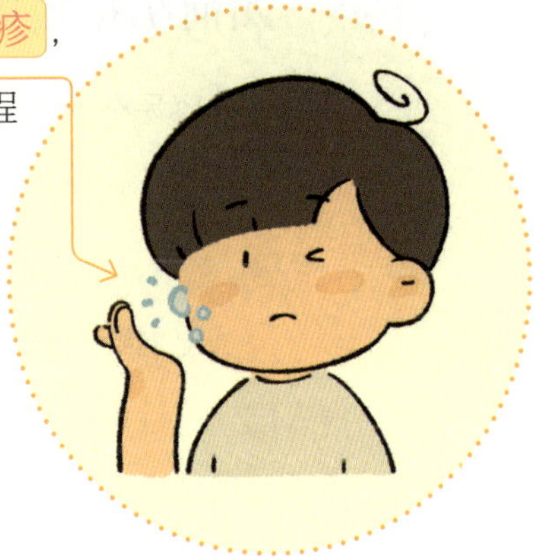

3 接种水痘疫苗是预防水痘最有效的方法

目前使用的水痘疫苗均为减毒活疫苗。水痘疫苗 1997 年在中国上市，1 岁以上健康儿童可参照说明书接种 1 剂水痘疫苗。但实际接种效果表明，接种 1 剂水痘疫苗对预防水痘发病的保护效果约为 80%，对预防中重度水痘的保护效果约为 95%，接种 1 剂水痘疫苗的儿童仍有可能会发生水痘，被称为“水痘突破病例”。接种 2 剂水痘疫苗的保护效果可达 90%，且突破病例的发生率明显降低。

与经典水痘症状相比，水痘突破病例的症状较轻，多为红色斑丘疹，水疱数量减少或不出现，而且病程较短，高热与并发症比例下降，但是仍具有一定传染性，可引起校园水痘传播。

2012 年，北京市发布了《北京市水痘疫苗使用技术指南（试行）》，建议北京市适龄儿童按程序接种 2 剂水痘疫苗，即满 1.5 岁接种第 1 剂，满 4 岁接种第 2 剂。虽然水痘疫苗不属于免疫规划疫苗，但北京适龄儿童接种广泛，在 2 剂疫苗长期影响下，北京市水痘流行强度降低近 40%，校园疫情数量也在同步缩减，疫苗接种效果显著。

4 如何防控校园水痘

水痘容易在幼儿园与学校内发生传播，极易引起聚集性疫情。如果要做到校园内有效防控水痘，需要家长和老师共同努力。

- 家长应注意

孩子出现疑似水痘症状后应及早就医，明确诊断，坚决杜绝带病入园，并注意加强家庭护理，避免孩子抓挠。预防水痘的有效措施包括避免接触传染源，勤洗手，保持空气通畅，进行环境消毒，等等。接种水痘疫苗可获得较好的预防效果。

- 老师应重视

教室、集体活动场所应经常开窗通风，进行湿式打扫；勤晒被褥；对公用玩具、设施设备进行规范的日常消毒；切实落实晨午检制度，发现疑似病例后应及早就医，明确诊断。

对于发生水痘的儿童应居家隔离治疗，直至疱疹全部结痂或皮疹全部消退为止，方可返园或返校。如果发生水痘疫情，幼儿园和学校应积极配合落实疾病预防控制部门采取的相关综合控制措施。

- 注意避免接触带状疱疹病人

带状疱疹患者的疱疹中含有高浓度的水痘－带状疱疹病毒，病毒会从破溃的疱疹里释放出来，可能导致易感者罹患水痘，因此，如果学校保育员、老师等工作人员或家庭成员患带状疱疹，建议居家休息至疱疹全部结痂，注意要避免让他接触水痘易感人群。

Q35 关于流感疫苗的基础知识，您知道吗？

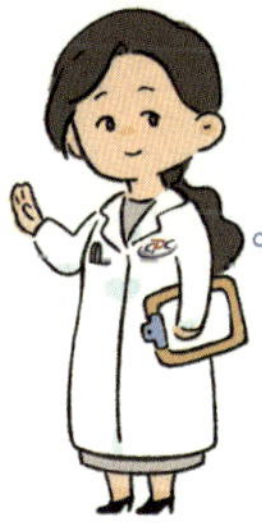

北京疾控提醒您

流感疫苗对各年龄段人群均能产生良好的免疫效果，可有效预防流感的发生及流行。已经有大量研究表明流感疫苗是安全的，流感疫苗的副作用通常是轻微的，并在几天内自行消失。

1 为什么接种疫苗是抵御流感最有效的手段

流感是由流感病毒引起的，抗生素不能预防或治疗流感，一些抗病毒药也只能缓解部分症状。患流感后的处理方法多是卧床休息、服用退烧药、大量喝水等。流感疫苗自问世以来，经过大量的临床研究及人群接种，对各年龄段人群均能产生良好的免疫效果，可有效预防流感的发生及流行。

2 接种流感疫苗有哪些好处

接种流感疫苗，人体可产生针对流感病毒的抗体，增强抵抗力，防止因感染病毒引起严重的并发症，这一点对老年人、慢性病患者和婴幼儿特别重要。接种流感疫苗还可以保护身边的家人和朋友，减少他们感染流感的概率。

3 流感疫苗的保护作用有多大

国内外相关研究表明，6月龄～17岁儿童接种流感疫苗的保护效力为40%～66%；中小学组织流感疫苗集中接种，可以减少38%～89%的流感疫情暴发；健康的成年人接种流感疫苗，可以预防59%的流感；老年人接种流感疫苗，可以减少18%～53%的急性呼吸道疾病；哮喘、冠心病、糖尿病患者接种流感疫苗，能够有效减少流感感染和哮喘、心血管疾病等基础疾病的发作，使住院率和死亡风险降低；医务人员接种流感疫苗，可以减少缺勤、流感样症状和呼吸系统疾病的发生和就诊。

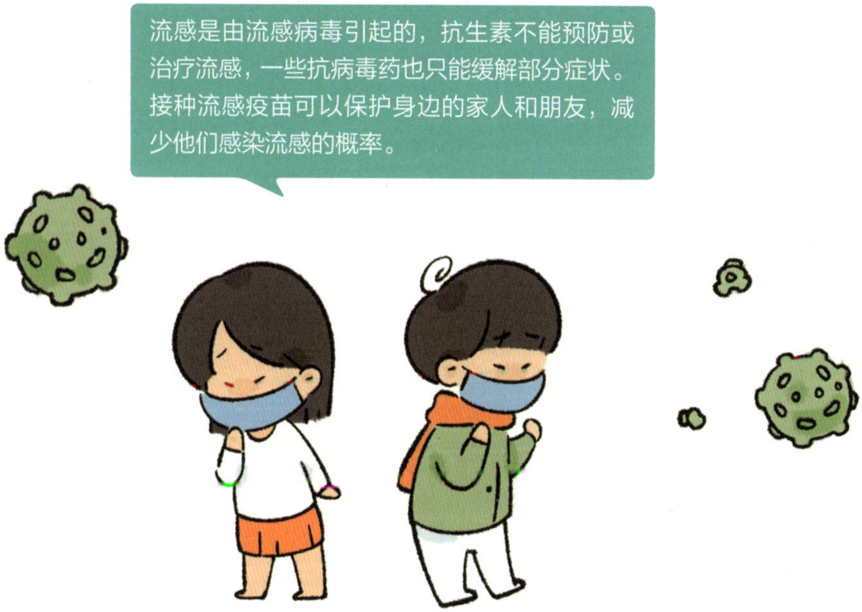

4 接种流感疫苗安全吗

对于没有接种禁忌的人群来说，接种流感疫苗非常安全。据美国疾病控制与预防中心公布的数据，在过去的 50 年里，数以亿计的人安全地接种了流感疫苗，并且有大量研究证实了流感疫苗的安全性。

少数人接种流感疫苗后可能出现低热，而且注射部位可能会有轻微红肿、疼痛、红斑、硬结等，这些都是暂时的现象，而且发生率很低，不须太在意。这些反应通常在 1～2 天内消失。

有的人接种流感疫苗可能出现瘙痒、荨麻疹、非特异性皮疹等普通皮肤反应。

特殊接种对象会出现神经痛、感觉异常、惊厥、一过性血小板减少症、严重过敏反应（如过敏性休克）、脉管炎、神经系统疾病等不良反应。

5 接种流感疫苗后会再得流感吗

由于流感病毒的变异和人体的个体差异，少数人接种流感疫苗后可能继续感染流感病毒，但是相对于未接种流感疫苗的患者而言，这部分人症状较轻，发生重症流感并发症的概率也明显降低。

6 国产疫苗和进口疫苗有什么区别

多年的临床观察和研究表明，国产流感疫苗和进口流感疫苗都安全有效，价格上的差异在于每个厂家的疫苗制作工艺、生产流程等存在不同，因此生产成本不同。人们可以根据自己的经济承受能力选择接种。

7 接种了流感疫苗也有可能感冒，为啥还要接种

很多病毒、细菌都可以引起发热、咳嗽、流鼻涕这些感冒症状，流感病毒只是其中的一种。流感疫苗通常只能预防甲 1 型流感、甲 3 型流感和乙型流感及其并发症，不能预防其他病菌引起的疾病。

每个流感季，通常会有不同型别的流感病毒在人群中传播。如果有人感染了流感疫苗中没有包含的流感病毒，也有可能在接种疫苗后出现流感症状。但是，即使发生这种情况，流感疫苗仍然可以起到减轻病症的作用。因此，世界卫生组织建议每年接种流感疫苗。

Q36

秋冬季

如何接种流感疫苗?

北京疾控提醒您

每年 9—11 月是北京市接种流感疫苗的最佳时机。北京市设立了 400 多家流感疫苗接种点，中小学学生和老年人可以免费接种。

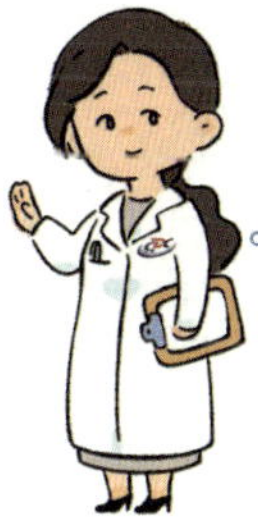

北京市历年流感监测数据显示，冬春季为北京市流感高发季节。建议广大居民提高对流感的防控意识，加强预防。

1 流感疫苗接种时间

每年 9—11 月为北京市接种流感疫苗的最佳时机。为方便居民接种，北京市在社区卫生服务中心等医疗机构设立了 400 多家流感疫苗接种点，居民可就近接种。

2 北京市哪些人群可以享受免费接种流感疫苗的优惠政策

北京市主要有两类人群可以享受免费接种政策。

+ 具有本市居民身份证或社保卡，年龄60周岁及以上的老年人。
+ 所有在校的各类中小学学生（包括小学、普通中学、中专学校、职业高中、技工院校、工读学校、特殊教育学校的本国和外籍学生）。

3 到哪里可以接种免费的流感疫苗

接种点的详细名单和地址可以通过北京市卫生健康委员会、北京市疾病预防控制中心的官网及报纸、公众号等渠道查询。

老年人需要携带有效居民身份证或社保卡，到社区卫生服务中心接种。中小学学生由所在学校统一组织，在学校或社区卫生服务中心接种。

4 什么时候可以接种自费流感疫苗

一般每年9月下旬开始，北京市各预防接种门诊将根据疫苗供应情况，为居民开展自费流感疫苗的预约和接种服务。接种服务将一直持续到翌年2月底。

5 自费流感疫苗怎么预约接种

“首都疫苗服务”App是北京市免疫规划信息管理系统的官方移动客户端，目前已开通预约接种功能。此外，每个预防接种门诊都有自己的预约渠道，有些门诊通过电话预约，有些门诊需现场登记，还有些门诊可以通过微信公众号或其他网络渠道开展预约。您可以在北京市疾病预防控制中心官网查询门诊的具体预约方式。另外还要提醒您，接种高峰期如果拨打电话线路忙，请耐心等待。

6 预约接种要排队，延期接种疫苗还管用吗

只要流感病毒还在传播，接种流感疫苗就是有益的。如果您在每年11月底之前没有接种疫苗，那么在每年12月或更晚时间接种流感疫苗仍然可以起到保护作用。冬春季是北京流感高发季节，通常12月至次年3月达到流行高峰。建议公众积极接种流感疫苗，做好环境和个人卫生，经常通风换气，勤洗手，尽量避免去人群密集的场所，多参加户外活动，增强免疫力。患病期间避免参加集体活动，尽量减少与其他家庭成员的接触，需要近距离接触时，均应佩戴口罩。

Q37

接种流感疫苗有哪些注意事项？

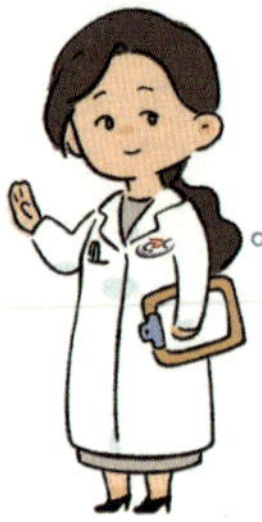

北京疾控提醒您

每年接种流感疫苗是预防流感最有效的方法。接种流感疫苗前，大家要了解流感疫苗的接种禁忌，了解自己的身体状况；接种时要避免空腹；接种后回家当天要注意保持接种部位的清洁、干燥，注意观察接种完成后身体的体征变化。

世界卫生组织指出，每年接种流感疫苗是预防流感最有效的方法。接种流感疫苗的注意事项，您是否都了解呢？

1 哪些人不适合接种流感疫苗

+ 对疫苗中所含成分过敏者。
+ 急性发热、急性感染、慢性疾病急性发作的病人，应在病愈或病情得到稳定控制后进行接种。
+ 既往接种流感疫苗后 6 周内出现格林 - 巴利综合征的患者慎用。格林 - 巴利综合征是常见的脊神经和周围神经的脱髓鞘疾病，又称“急性特发性多神经炎”或“对称性多神经根炎”，临床表现为运动功能障碍、四肢瘫痪、四肢麻木、肢体障碍、感觉障碍等。

+ 各类疾病的重症患者慎用。

不同种类、不同厂家的疫苗，说明书中列举的接种禁忌或注意事项有所不同，具体应参见实际接种的疫苗说明书。

2 一年之内得过流感的人还用接种流感疫苗吗

可以接种。既往有流感病史不是疫苗接种禁忌。另外，流感病毒容易发生变异，接种当季的疫苗才有可能预防当季流行的流感病毒。

3 正在服用抗流感病毒药物能否接种流感疫苗

如果正处于急性感染阶段，在使用抗流感病毒药物进行治疗，治疗期间不能接种流感疫苗；病愈后如无其他接种禁忌，可以接种。如果当前使用抗流感病毒药物是为了预防流感，自身没有发热等不适症状，而且无接种禁忌，可以接种疫苗。

4 流感疫苗能和其他疫苗一起接种吗

国内流感疫苗大致可分为灭活疫苗和鼻喷减毒活疫苗两种。灭活流感疫苗不含活病毒，可以和其他疫苗同时接种。例如，

65 岁以上老年人可以同时接种灭活流感疫苗和 23 价肺炎球菌多糖疫苗。但是新冠疫苗暂时还不能和灭活流感疫苗一起接种，也不能和其他疫苗一起接种。婴幼儿要注意，同时接种灭活流感疫苗和 13 价肺炎球菌结合疫苗，可能会增加孩子热性惊厥发作的风险，建议这两种疫苗分开接种。

鼻喷减毒活流感疫苗上市时间短，适用年龄范围窄，缺少和其他疫苗同时接种的临床试验数据。另外，鼻喷减毒活流感疫苗必须间隔 28 天以上才能接种其他减毒活疫苗，如麻疹减毒活疫苗、甲型肝炎减毒活疫苗、冻干甲肝减毒活疫苗、冻干水痘减毒活疫苗、乙型脑炎减毒活疫苗、风疹减毒活疫苗、腮腺炎减毒活疫苗等。

5 接种流感疫苗前要做好哪些准备

+ 了解流感疫苗的接种禁忌。
+ 了解自己的身体状况。如果不清楚自己的身体状况是否在禁用、慎用流感疫苗的范围内，就要到接种门诊向医生进行咨询，让门诊医生帮您判断是否可以接种疫苗。
+ 好好休息，让身体保持在一个较好的生理状态。
+ 在当地卫生健康委员会、疾病预防控制中心等官方网站了解接种门诊的具体分布地点和开放时间，以及是否需要预约，预留好自己的时间。
+ 准备好相关的身份证件。成年人接种时应携带身份证或社保卡，儿童接种时应携带预防接种证。

6 接种流感疫苗时应当注意什么

+ 避免空腹接种。
+ 向门诊医生索要疫苗接种知情同意书，并如实填写知情同意书。
+ 接种完毕，在接种点留观 30 分钟。
+ 保留好知情同意书，上面有接种单位的咨询电话，如果有接种方面的问题，可以在工作时间向接种单位的医生咨询。

7 接种流感疫苗之后要做到什么

+ 保持接种部位的清洁、干燥。
+ 接种之后一天之内注意观察体征。
+ 如果出现发热不退等现象，可以就近到医院就医，并拨打接种单位电话进行咨询和报告。

Q38 您真的了解狂犬病吗？

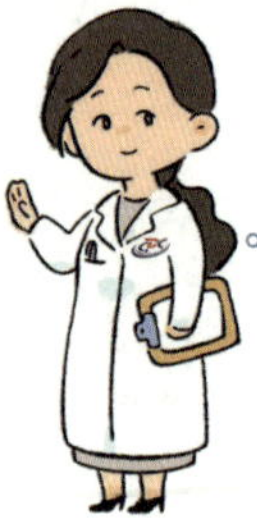

北京疾控提醒您

狂犬病是由狂犬病病毒感染引起的一种动物源性传染病，大多数狂犬病病例是由于被患狂犬病的动物咬伤所致，少数是由于被抓挠或伤口、黏膜被污染所致。狂犬病的临床表现大多为特异性恐水、恐风、咽肌痉挛等，病死率近乎 100%，但狂犬病又是一种可防、可控的疾病。

1 狂犬病是什么

狂犬病典型的临床表现为极度兴奋、恐水、恐风、发作性咽肌痉挛、呼吸困难、排尿排便困难及多汗、流涎等。恐水、恐风是狂犬病的特殊症状。患者见水，听到流水声，饮水或仅提及饮水时，均可引起严重的咽喉肌痉挛。患者虽渴极而不敢饮水，即使饮后也无法下咽，因此狂犬病又被称为“恐水病”。

2 哪些动物会传播狂犬病

在狂犬病流行地区，99% 以上的人类狂犬病病例是由犬传播狂犬病病毒造成的，极少数是由猫、野生动物，例如狐狸、狼、蝙蝠等传播的。禽类、鱼类、昆虫类，以及爬行类的蜥蜴、龟和蛇等不会感染，也不会传播狂犬病病毒。

3 狂犬病的暴露途径有哪些

被狂犬、疑似狂犬或者不能确定是否患有狂犬病的宿主动物抓伤、咬伤，或被舔舐黏膜、破损皮肤，或开放性伤口、黏膜直接接触可能含有狂犬病病毒的动物唾液或组织等，均应立即进行狂犬病暴露后预防处置。

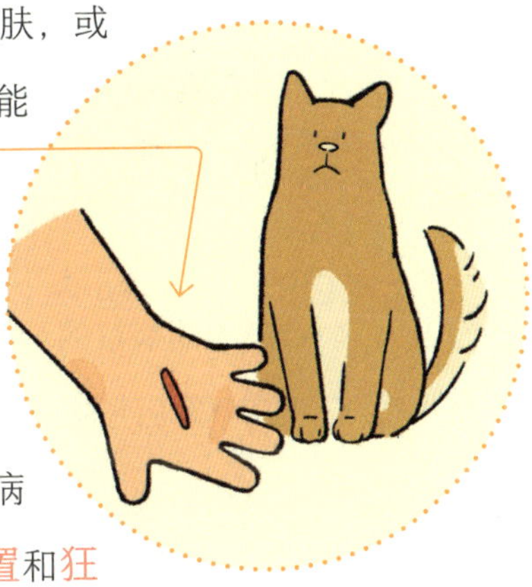

一旦致伤，不要存在侥幸心理，要尽早到卫生部门指定的狂犬病预防处置门诊进行规范的伤口处置和狂犬病疫苗全程接种，必要时，还须注射抗狂犬病被动免疫制剂。

在就诊前，若有条件，应尽快用肥皂水和流动清水交替冲洗每处伤口。

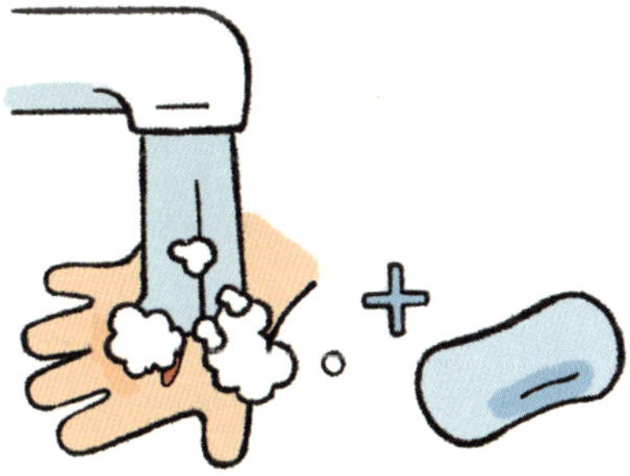

4 如何查询狂犬病预防处置门诊的相关信息

北京市指定的狂犬病预防处置门诊有 100 余家，门诊的名单、地址和电话可以通过登录北京市卫生健康委员会官方网站、北京市疾病预防控制中心官方网站或微信公众号查询。

5 被不与其他动物接触的宠物鼠或宠物兔及实验室动物抓伤或咬伤后，是否需要接种狂犬病疫苗

对于不与其他动物接触的宠物鼠或宠物兔及实验室动物，其感染狂犬病病毒的风险很低，若被其抓伤或咬伤，可以不用进行狂犬病暴露后预防处置。

6 狂犬病疫苗的接种程序是什么

目前，狂犬病疫苗接种有两种免疫程序。

第一种简称“5 针法”程序：在第 0 天（第 1 剂接种当天）、第 3 天、第 7 天、第 14 天、第 28 天各接种 1 剂狂犬病疫苗。

第二种简称“2-1-1”程序：在第 0 天接种 2 剂狂犬病疫苗，在第 7 天、第 21 天各接种 1 剂。其中，“2-1-1”程序只适用于我国已批准可以使用“2-1-1”程序的狂犬病疫苗产品。

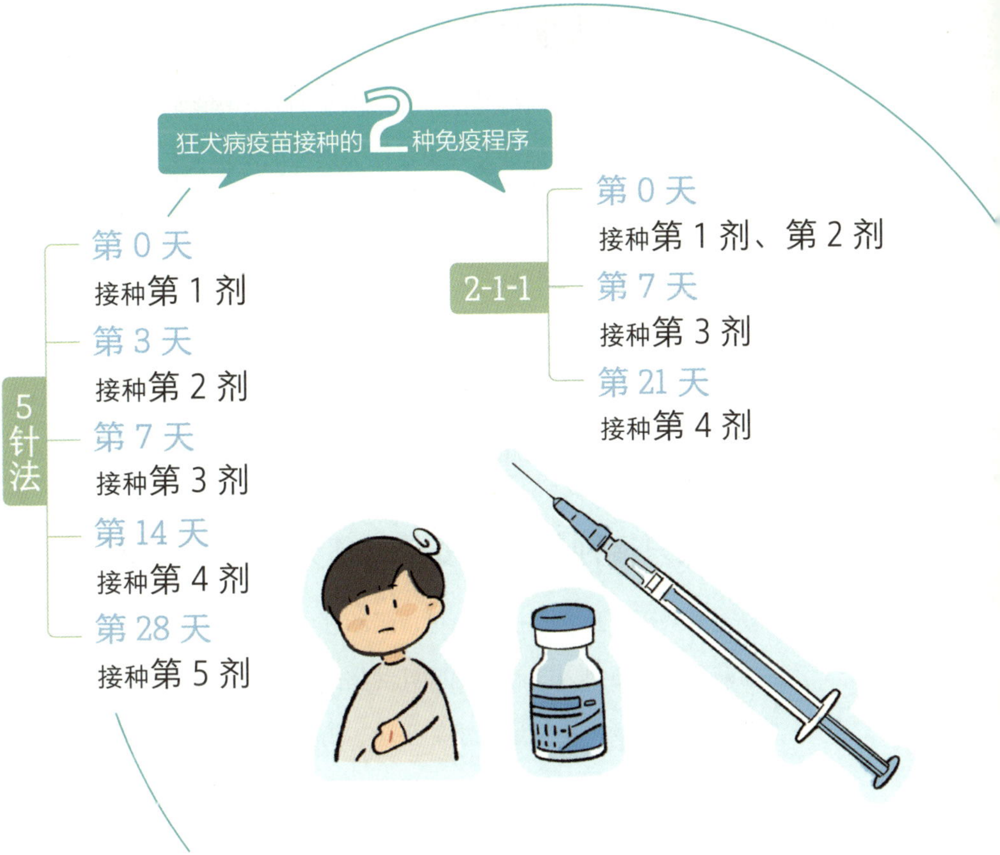

7 孕妇、哺乳期妇女可以接种狂犬病疫苗吗

被患狂犬病的动物、疑似患病动物、不能确定是否健康的动物致伤或破损皮肤和黏膜被舔舐等，狂犬病疫苗的接种无禁忌。孕妇接种狂犬病疫苗是安全有效的，且不会对胎儿产生不良影响。哺乳期妇女接种狂犬病疫苗后可以继续哺乳，不影响婴儿的正常发育。

8 存在狂犬病高暴露风险的人群是否需要提前接种狂犬病疫苗

前往狂犬病高流行地区工作或游玩的人，接触狂犬病病毒的实验室工作人员，可能涉及狂犬病病人管理的医护人员，以及兽医、动物驯养师、动物收容机构的工作人员，接触野生动物的研究人员，等等，这些暴露于狂犬病病毒危险环境下的个体可以进行暴露前预防性狂犬病疫苗接种。目前的免疫程序是第 0 天、第 7 天和第 21 天（或第 28 天）分别接种 1 剂狂犬病疫苗，共接种 3 剂。

9 犬只接种狂犬病疫苗对狂犬病的防控有何意义

犬只接种狂犬病疫苗，可以阻断狂犬病病毒在犬间的传播，从而减少该病毒对人类和其他哺乳动物的传播，这是预防狂犬病最有效、最可持续，也是最经济的手段。防控狂犬病的核心策略在于全面开展大规模的犬只免疫，单纯对人群开展狂犬病暴露后预防处置无法从源头上控制狂犬病。

10 作为一个负责任的主人，我们要做到什么

每年定期给爱犬接种正规且合格的兽用狂犬病疫苗，并且要增加责任养犬的认知，不要随意遗弃宠物犬，避免遗弃犬、流浪犬成为传播狂犬病的源头。要文明养犬，给宠物犬佩戴好牵引绳，避免犬伤人事件的发生，也避免家犬被病犬伤害。

Q39 关于 HPV 疫苗，您需要知道哪些知识？

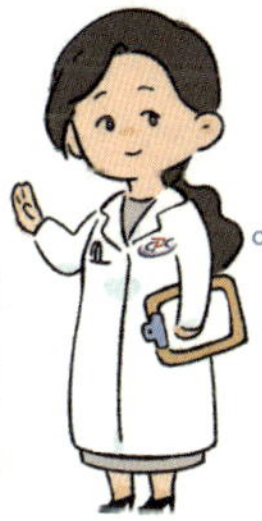

北京疾控提醒您

HPV 全称是“人乳头瘤病毒”，持续感染该病毒是导致子宫颈癌及癌前病变的主要病因，接种 HPV 疫苗可以有效预防 HPV 感染。通过接种 HPV 疫苗，定期开展子宫颈癌筛查，开展适宜性治疗等综合防控策略，可以有效降低子宫颈癌的疾病负担。

1 HPV 是什么样的病毒

HPV 全称是“人乳头瘤病毒”，HPV 具有高度的组织特异性，只选择性感染皮肤和黏膜上皮细胞，皮肤或黏膜的破损是 HPV 感染的启动条件。根据世界卫生组织发布的 2022 年人乳头瘤病毒疫苗（HPV 疫苗）立场文件，目前已经发现的 HPV 超过 200 种，根据致癌性的不同，将其分为高危型和低危型。

高危型 HPV 持续感染会导致子宫颈癌前病变和子宫颈癌，主要代表有 HPV16、HPV18、HPV31、HPV33 等；低危型 HPV 几乎不致癌，主要代表有 HPV6、HPV11 等，主要与生殖器疣（尖锐湿疣）有关。

大多数人一生中都有可能感染 HPV。

2 HPV 的感染途径是什么

HPV 主要通过性行为感染。大约 80% 的人一生中都会感染 HPV，通常发生在初次性行为后不久。大多数 HPV 感染者无任何症状和体征，并不知道自己已被感染，他们会继续将病毒传染给性伴侣。

HPV 的感染途径除了性行为外，也可以通过直接接触传播，如手接触了被 HPV 污染的物品等。

3 感染了 HPV 就一定会发展为子宫颈癌吗

感染了 HPV 不一定会发展为子宫颈癌。感染 HPV 后大约 90% 的人会在两年内依靠自身的免疫功能将病毒清除掉，感染低危型 HPV 不会发展为子宫颈癌，即使持续感染了高危型 HPV，也仅有 10% 的人经过 10～20 年的时间才可能发展为子宫颈癌前病变和子宫颈癌。

4 应该如何预防子宫颈癌

2017 年，中华预防医学会妇女保健分会组织编写了《子宫颈癌综合防控指南》，明确了接种 HPV 疫苗、适龄妇女定期开展子宫颈癌筛查、根据临床分期开展适宜的处置方法等子宫颈癌的综合防控措施。

接种 HPV 疫苗可以减少 HPV 的感染风险，但由于疫苗接种不能 100% 预防子宫颈癌的发生，因此接种过疫苗的女性仍应该进行子宫颈癌筛查。如果筛查结果异常，需要尽快接受进一步的诊断和治疗，防止病情进一步发展。具体筛查建议要咨询专业医生。

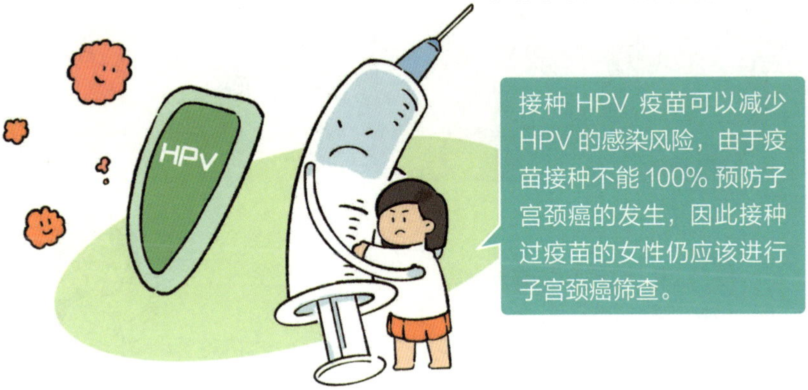

此外，为减少通过性行为传播和感染 HPV 的机会，性行为活跃的人群要注意建立安全的性行为，如推迟初次性生活的时间，正确使用安全套，等等。因为吸烟会增加感染高危型 HPV 及发展为子宫颈癌的风险，因此要尽早戒烟。

5 应该去哪里接种 HPV 疫苗

按照《中华人民共和国疫苗管理法》要求，接种疫苗可以前往当地卫生行政部门指定的具有资质的接种单位，如居住地附近的社区卫生服务中心和指定医院。有接种意愿者需要在居住地附近的社区卫生服务中心预防接种门诊提前预约并等待门诊安排接种。

提醒广大居民，千万不能通过其他社会商业网站等非正规渠道进行网上预约接种 HPV 疫苗。目前北京市尚未开通官方手机 App 或网上预约服务功能。具体接种地址可以在北京市卫生健康委员会和北京市疾病预防控制中心的官方网站查阅，也可以通过北京市疾病预防控制中心的官方新媒体公众号阅读相关文章进行了解。

Q40 您了解带状疱疹吗？

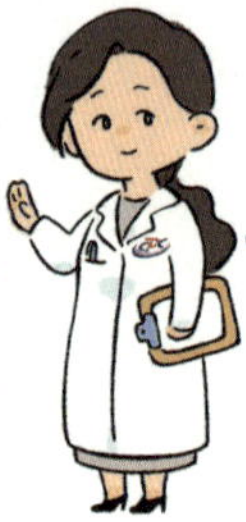

北京疾控提醒您

带状疱疹是潜伏于人体的水痘－带状疱疹病毒再次被激活所致的感染性皮肤疾病。发生带状疱疹的年龄越大，神经疼痛的症状越严重，它是威胁老年人健康，影响其生活质量的高发疾病。接种带状疱疹疫苗是预防该病的有效手段。

1 带状疱疹是一种什么样的疾病

带状疱疹俗称“缠腰龙”“蛇串疮”。当人体的免疫功能降低时，体内潜伏的水痘－带状疱疹病毒会再次被激活，病毒大量复制并沿着感觉神经纤维向所支配的皮肤区域扩散，于是就发生了带状疱疹。疱疹由密集成群的水疱组成，一般发生在身体的单侧，沿神经支配区域带状分布，并伴有严重的神经疼痛。

不是所有得过水痘的人都会发生带状疱疹，但是这种概率在步入老年后明显增加。带状疱疹是威胁老年人健康，影响其生

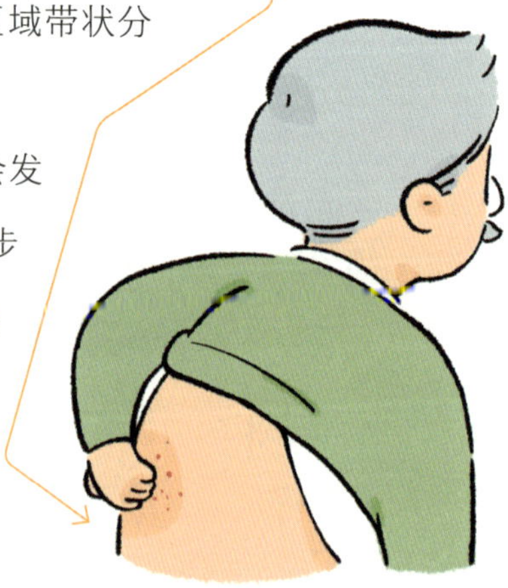

活质量的高发疾病。随着人口寿命延长、社会老龄化，预计带状疱疹相关的公共卫生工作会逐渐增加。

2 为什么带状疱疹会引起剧烈疼痛

当人体免疫力下降时，潜伏在神经节的病毒被激活后，沿神经根大量复制，导致神经细胞产生炎症，受损甚至坏死，从而引发神经痛，呈现出火烧、针刺、刀割样的剧烈疼痛，即使皮疹或水疱消失后，这种疼痛还会持续一段时间，还可能发展为慢性疼痛，维持数月甚至数年，通常被称为“带状疱疹后神经痛”。

带状疱疹后神经痛是带状疱疹最常见的并发症，文献数据显示，有 5%～30% 的带状疱疹患者最后发展为带状疱疹后神经痛，多见于 50 岁以上人群，并且年龄越大越容易发生。带状疱疹带来的疼痛会影响睡眠、情绪、工作和日常生活，特别是发展为带状疱疹后神经痛时，持续数月甚至数年的疼痛会对生活质量造成不利影响，并可能导致人的社会能力的退化和抑郁症的出现。

3 得过带状疱疹的人还会得第二次吗

带状疱疹有复发的可能。目前关于带状疱疹复发的研究较少，已发表的数据显示，通过对首次患带状疱疹的病人进行追踪，1～2 年后带状疱疹的复发率＜1.5%，2～10 年后的复发率为 2%～3%，

10 年以上的复发率为 5%～6%，其中多数为第二次发病，第三次发病的极少见。

4 带状疱疹可以预防吗

现今，带状疱疹的治疗多以抗病毒及对症治疗为主，尚无特效药。接种带状疱疹疫苗是最有效可行的预防手段。目前我国上市的带状疱疹疫苗有两种，分别是 2019 年获批上市的带状疱疹重组疫苗与 2023 年获批上市的带状疱疹减毒活疫苗，其中重组疫苗用于 50 岁及以上成人接种，减毒活疫苗用于 40 岁及以上成人接种。我国的带状疱疹疫苗属于知情自愿接种的非免疫规划疫苗。有意愿的接种者可以咨询居住地附近的社区卫生服务中心预防接种门诊，进行预约接种。

5 单纯疱疹和带状疱疹是一回事吗

单纯疱疹和带状疱疹是两种不同的疾病。

单纯疱疹由单纯疱疹病毒感染所致，在局部表现为伴有疼痛症状的密集水疱，特点是易在同一部位反复发作，皮肤损伤较轻，8～10 天后可痊愈。其中单纯疱疹病毒 1 型主要引起口、咽、鼻、眼周皮肤、黏膜的局部疱疹，单纯疱疹病毒 2 型主要引起生殖器疱疹。

带状疱疹疫苗只能预防带状疱疹，不能预防单纯疱疹或其他疱疹类疾病。

Q41 带状疱疹和水痘的关系，您了解吗？

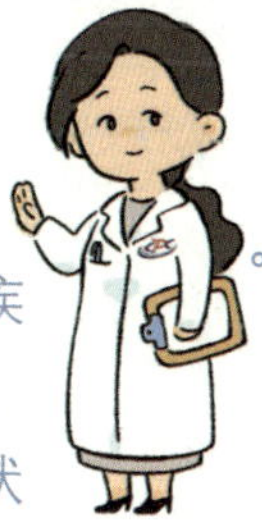

北京疾控提醒您

水痘和带状疱疹是同一病毒引起的两种疾病，这个病毒就是水痘-带状疱疹病毒（VZV）。水痘是VZV原发性感染引起的，带状疱疹是潜伏在人体内的VZV再次被激活引起的。

1 水痘和带状疱疹

水痘常发生在婴幼儿、学龄前和学龄期儿童，通常伴有发热、皮肤和黏膜出疹等症状，皮疹从头部和躯干逐渐波及四肢，开始表现为红色斑丘疹，随后变为椭圆形水滴样疱疹，剧烈瘙痒，如未出现并发症，可在两周左右痊愈。成人也可能患水痘，其症状较儿童严重。

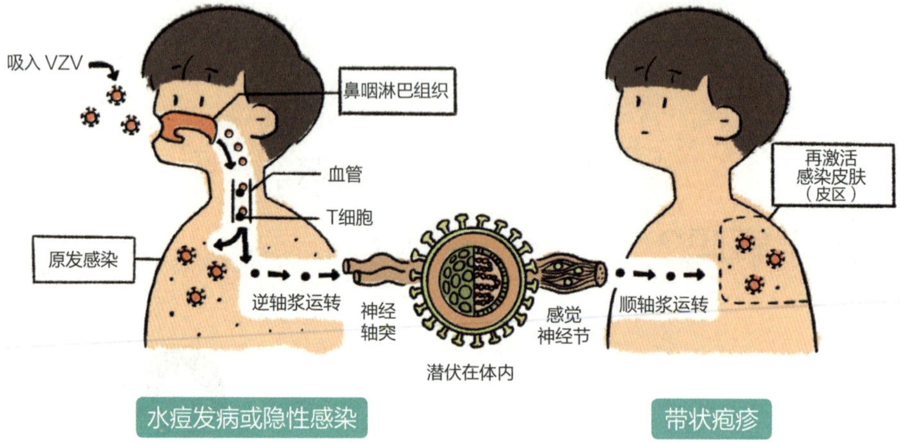

带状疱疹主要发生在中老年人群，除了表现为身体单侧成簇分布的疱疹外，还会伴随急性神经痛，疼痛随着年龄的增长会愈发严重，直接影响正常生活。如果发现家里老人腰背部或者面部出现一片小水疱，千万不要不当一回事，小心这可能是带状疱疹。

通过对国内外的人群进行血清抗体调查，发现 50 岁及以上的人几乎都感染过 VZV。原发感染 VZV 患水痘后，进入人体的病毒并不会被免疫系统完全清除，而是逆行至人体的感觉神经节或颅神经节默默地“潜伏”，伺机而动，一旦人体免疫功能降低时，潜伏的病毒再次被激活，病毒复制后沿着感觉神经扩散到皮肤，导致皮肤受损，引起带状疱疹。

2 水痘和带状疱疹的传染性

水痘患者和带状疱疹患者均具有传染性。水痘传染性强，主要经接触疱疹液和呼吸道飞沫传播，也可通过被病毒污染的用具传播。水痘容易在幼儿园、学校等集体单位引起播散。另外一个容易被忽略的是，若家里老人得了带状疱疹，病毒会从破溃的疱疹里释放出来，身边的儿童如果未接种疫苗或未得过水痘，很容易被病毒感染并发生水痘。

3 如何预防

现有研究表明，适龄儿童接种水痘疫苗是预防水痘最有效的方法。2012年，北京市发布了《北京市水痘疫苗使用技术指南（试行）》，建议适龄儿童按程序接种2剂水痘疫苗（满1.5岁接种第1剂，满4岁接种第2剂）。

带状疱疹疫苗也在我国上市使用，中老年人可以按带状疱疹疫苗说明书规定的年龄与免疫程序完成接种。

Q42

在京外来务工人员可免费接种哪些疫苗？

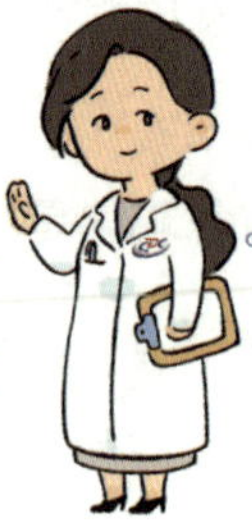

北京疾控提醒您

从 2023 年起，北京市用工单位全年都可向辖区社区卫生服务中心申请，为本单位非京籍务工人员接种麻腮风疫苗和流脑疫苗。

1 北京市免费为外来务工人员接种麻腮风疫苗和流脑疫苗

从 2023 年起，北京市将外来务工人员麻腮风疫苗、流脑疫苗的免费接种纳入常规管理，即全年都可以接种，不限于以前规定的 3—5 月。此项工作已连续开展 20 年，主要为 40 岁及以下非京籍人员提供这两种疫苗的免费接种，全市历年来已累计接种达 600 多万人次，取得了很好的防病效果。

此项工作所接种的疫苗为麻腮风疫苗和 A 群 C 群流脑多糖疫苗，主要预防麻疹、流行性腮腺炎、风疹和流行性脑脊髓膜炎，更好地保护外来务工人群的身体。

各用工单位可自行与所在辖区的社区卫生服务中心预防接种门诊联系，并提供需要接种人员的名单和接种场所，由预防

接种门诊安排时间集体接种。由于此项工作主要以单位为基础开展集中接种，有意愿接种的个人须与居住地所在居委会联系，由居委会统一组织安排接种。

2 外来务工人员发生麻疹、流脑的风险及危害

麻疹是一种急性呼吸道传染病，病毒传染性强，每年 3—5 月高发，在人员拥挤、空气不流通的场所，更容易传播。

流行性脑脊髓膜炎也是一种急性呼吸道传染病，主要临床表现为突发高热、剧烈头痛、频繁呕吐、颈项强直、烦躁等症状，进而出现皮肤黏膜出血点或瘀斑，严重者可能出现败血症休克及脑实质损害。

建筑工地、集贸市场等多为人员密集场所，在这里工作及生活的务工人员比较聚集，一旦发生麻疹、流脑，很容易造成传染病播散，严重危害务工人员的身体健康。

Q43

北京市年满 65 周岁的老年人可以免费接种肺炎球菌多糖疫苗了，您知道吗？

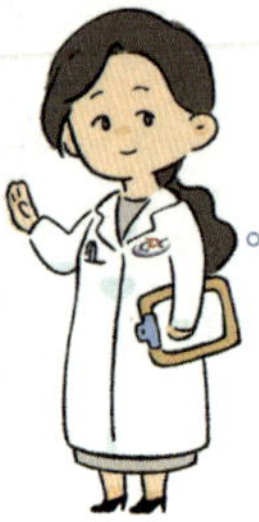

北京疾控提醒您

从 2018 年起，凡是具有北京户籍或北京市社会保障卡的年满 65 周岁、没有接种禁忌的老年人，都可以免费接种 1 剂 23 价肺炎球菌多糖疫苗。肺炎球菌多糖疫苗可预防 23 种型别的肺炎球菌导致的肺炎、脑膜炎、中耳炎、菌血症等疾病。北京市有 400 多家免疫规划门诊可以为老年人提供疫苗接种服务。

1 哪些老年人可以免费接种肺炎球菌多糖疫苗

从 2018 年起，凡是具有北京户籍或北京市社会保障卡，接种当天年满 65 周岁、没有接种禁忌的老年人都可以免费接种 1 剂 23 价肺炎球菌多糖疫苗。这是北京市人民政府为促进老年人群健康实施的又一项惠民工程。

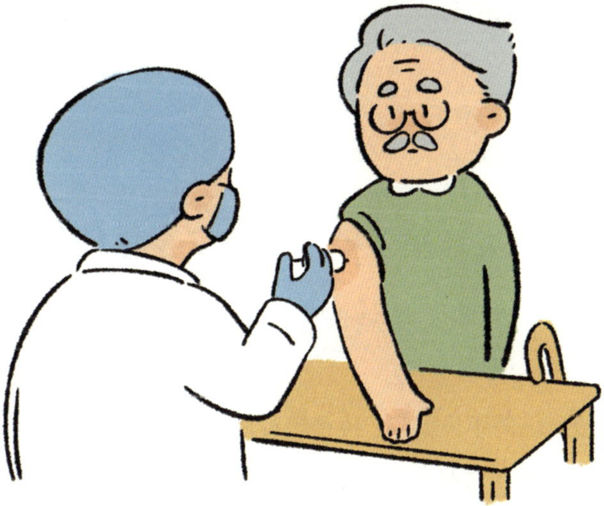

2 肺炎球菌多糖疫苗的保护效果怎样

总体而言，在免疫力正常的老年人群中，肺炎球菌多糖疫苗可预防 50%～80% 的肺炎球菌导致的严重感染。肺炎球菌多糖疫苗的保护期限一般在 5 年左右，但也有最新的研究显示可以维持 10 年或更久。

3 肺炎球菌多糖疫苗能够预防所有的肺炎吗

肺炎可以由多种因素引起，如细菌、病毒、真菌、寄生虫等致病微生物，也会由放射线和吸入性异物等理化因素引起。肺炎球菌肺炎是肺炎的一种。世界卫生组织文件显示，欧洲国家和美国需要住院的社区获得性（非医源性感染）肺炎的成人患者中 30%～50% 是由肺炎球菌所致。接种 23 价肺炎球菌多糖疫苗，虽然不能预防所有肺炎，但可以预防 23 种型别的肺炎球菌导致的肺炎、脑膜炎、中耳炎、菌血症等疾病。

4 肺炎球菌多糖疫苗的安全性如何

23 价肺炎球菌多糖疫苗在全球范围内已经有 30 多年的使用历史，总体上非常安全。尚未有证据表明肺炎球菌多糖疫苗会导致严重的不良反应。疫苗接种后的不良反应以局部反应，如接种部位疼痛、红斑、肿胀较多见。第 2 次接种的局部反应比第 1 次接种更常见。

5 去哪里接种肺炎球菌多糖疫苗

北京市有 400 多家免疫规划门诊可以为老年人接种免费的肺炎球菌多糖疫苗，可以登录北京市卫生健康委员会、北京市疾病预防控制中心的官方网站查询具体的接种门诊名单。每个门诊的详细地址、联系电话、接种时间和预约方式都可以查到。通常来说，为老年人提供免费流感疫苗接种服务的场所都可以免费接种肺炎球菌多糖疫苗。

不符合免费接种条件的人可在就近的社区卫生服务中心的预防接种门诊进行知情自愿接种。

6 是否可以选择其他的肺炎球菌疫苗

政府采购的肺炎球菌疫苗产品可供符合接种条件的市民免费接种。符合接种条件的市民如果不想使用免费疫苗，也可以选择其他品牌的肺炎球菌疫苗，并按其市场价自费接种。免费疫苗和自费疫苗都是经过药监部门审批上市的疫苗，都可以刺激人体产生免疫力，预防相关的肺炎球菌疾病。

7 接种疫苗时要准备什么证件

接种疫苗时需要携带身份证原件。若身份证无法证明本人为本市户籍的，需携带北京市社会保障卡原件。接种单位的工作人员根据身份证或社保卡判断是否符合免费接种条件。

家庭预防接种管理记录

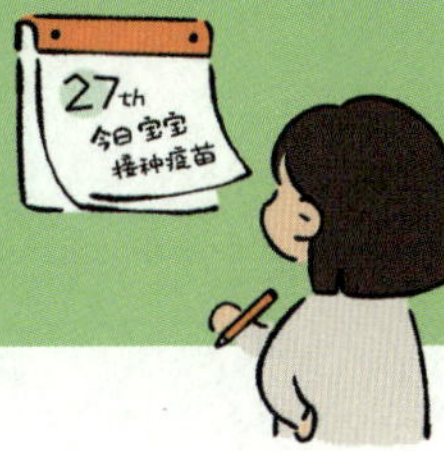
27th
今日宝宝
接种疫苗

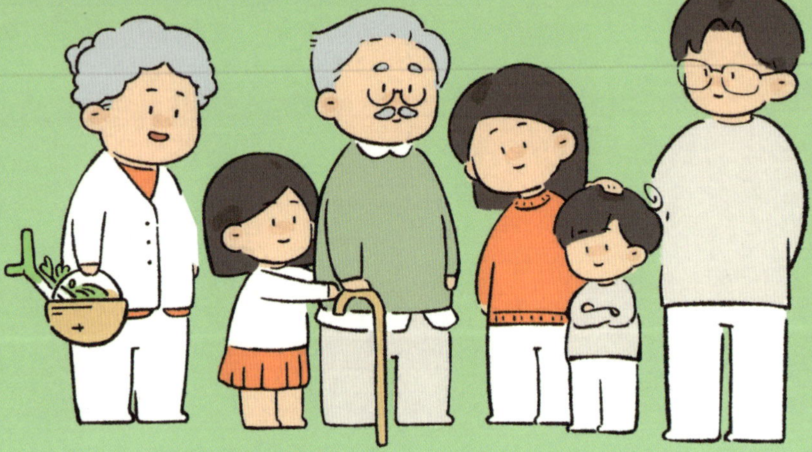